中风中医调治 21 法

主　编

马汴梁

编著者

马宏伟　马汴集　王铁印
李长乐　张大明　袁培敏

U0307818

金盾出版社

内容提要

　　本书简要介绍了中风的定义、临床表现、病理、病因、基础检查及临床诊断等基础知识。重点介绍了中风的防治方法,包括对中风的饮食调养、药酒疗法、针刺疗法、头针疗法、耳针疗法、刺血疗法、水针疗法、足针疗法、拔罐疗法、刮痧疗法、沐浴疗法、按压疗法、推拿疗法、足底疗法、敷贴疗法、穴位埋藏疗法及中药方剂治疗等。其内容科学实用,深入浅出,适合中风患者及大众阅读。

图书在版编目(CIP)数据

　　中风中医调治 21 法/马汴梁主编 . — 北京 ：金盾出版社,2016.5

　　ISBN 978-7-5186-0739-6

　　Ⅰ.①中… 　Ⅱ.①马… 　Ⅲ.①中风—中医治疗法 　Ⅳ.①R255.2

　　中国版本图书馆 CIP 数据核字(2016)第 006134 号

金盾出版社出版、总发行

北京太平路 5 号(地铁万寿路站往南)

邮政编码:100036　电话:68214039　83219215

传真:68276683　网址:www.jdcbs.cn

封面印刷:北京印刷一厂

正文印刷:北京万博诚印刷有限公司

装订:北京万博诚印刷有限公司

各地新华书店经销

开本:850×1168 1/32　印张:7.5　字数:156 千字

2016 年 5 月第 1 版第 1 次印刷

印数:1~5 000 册　定价:23.00 元

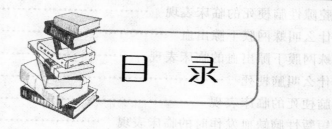

中风的基础知识

第 1 法　中风饮食疗法

第 2 法　中风药酒疗法

第 3 法　中风针刺疗法

第7法　中风水针疗法

第8法　中风足针疗法

第9法　中风艾灸疗法

第10法　中风拔罐疗法

第 11 法　中风刮痧疗法

第 12 法　中风沐浴疗法

第 13 法　中风按压疗法

第 14 法　中风推拿疗法

第 15 法　中风足底疗法

第 16 法　中风药枕疗法

第 17 法　中风敷脐疗法

第18法 中风运动疗法

第19法 中风验方疗法

第20法 中风敷贴疗法

第21法 中风穴位埋藏疗法

中风的基础知识

1. 什么叫中风

中风是中医对脑血管意外的一个统称,西医称卒中。中风是脑血管疾病的一种类型,包括一组突然或急骤发病并持续 24 小时以上或导致死亡的神经系统异常表现的综合病症。表现为突然昏倒、不省人事,伴有口舌歪斜、语言不利、半身不遂等一系列症状,病情较轻的也可以不出现昏倒而有半身不遂,严重的可出现昏迷、抽搐,抢救不及时会危及生命。

2. 中风如何分型

中风常分为缺血性中风、出血性中风及混合性中风 3 种。

(1)缺血性中风:①短暂性脑缺血发作,临床症状通常在 24 小时内完全消失。②脑血栓形成,发病较缓慢,病情多呈进行性加重。③脑栓塞,发病急骤,多为心脏或心脏以外的栓子突然脱落并经血流至脑组织中,堵塞了血管。④腔隙性梗死,为颅内小血管堵塞,患者症状都不很严重,或无临床症状,常为多发,预后好。

(2)出血性中风:①脑出血,多由高血压脑动脉硬化引起,并且进展迅速,常伴有意识障碍,多有偏瘫、偏身感觉障碍和偏盲、失语等局限性体征。②蛛网膜下隙出血,主要由先天性脑动脉瘤破裂、血管畸形和脑动脉硬化出血所引起,出血都在

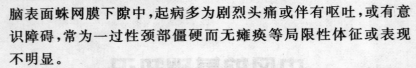

脑表面蛛网膜下隙中,起病多为剧烈头痛或伴有呕吐,或有意识障碍,常为一过性颈部僵硬而无瘫痪等局限性体征或表现不明显。

(3)混合性中风:指同时或相继出现脑出血和梗死的新鲜脑血管病灶。此种患者较少见。

3. 引起中风的诱因

(1)不良情绪:研究表明,激动、焦虑等不良情绪可以引起兴奋、抑制失衡,并导致某些激素分泌增加,而这些激素可以使小动脉收缩,心跳加快,血压升高,引起中风。

(2)过度劳累:大家都知道,人体有很强的自我调节能力,而过度劳累会降低这种能力,使得平时被抑制住的病情浮出水面,诱发中风。

(3)身体姿势突然改变或用力过猛:这两种情况都会导致全身血液的重新分配,而老年人的血管弹性较差,不能及时应对这些情况而导致中风。

(4)暴饮暴食,饮酒过多:酒精能使中枢神经兴奋,并发出相应的指令对全身包括血管系统进行调整,引起血压升高,诱发中风。

(5)其他:还有大便用力过大,气候变化(如气温突然下降或气温过高),服药不当(如降压药服用不当,导致血压不降或降得过低、过快)等。

4. 易患脑血管病的人群

(1)衰老:随着年龄的增长,人体血管壁发生退行性改变,特别是动脉粥样硬化,则是发生中风的潜在性病理基础。

（2）高血压人群：中风发病前有高血压病史的占70%。

（3）心脏病患者群：心脏病有直接促使中风发生和增加脑梗死的危险性。有心脏病（主要是冠心病）者患缺血性中风要比一般人高2倍。

（4）糖尿病患者群：中风是糖尿病病人容易引起的一种并发症，有糖尿病病史者的中风发生率比一般人高2.5～2.7倍。

（5）高脂血症人群：高脂血症是心、脑血管动脉粥样硬化发生的主要因素之一，有高脂血症者患缺血性中风要比一般人高2倍。

（6）慢性支气管炎人群：慢性支气管及由它继发引起的阻塞性肺气肿可以造成缺氧症和血液流变学改变，从而使中风容易发生，此病患者中风发病率比一般人高4倍。

（7）颈椎病患者群：患颈椎病时可造成椎间孔狭窄，椎动脉受压，从而影响椎-基底动脉的血液供应，以致发生中风。

（8）血液病患者群：血液病是发生中风的病因之一。

（9）身体素质差和摄盐多人群：①直系上代有中风病史者，患中风的可能性要比一般人高2.5倍。②肥胖者患缺血性中风的可能性要比一般人高0.4倍。③脾气急躁者患中风的可能性要比一般人高3.5倍。④妇女多胎（生育4胎以上）者患缺血性中风的危险性要比3胎或3胎以下高1倍。⑤饮食偏咸者与摄入食盐量正常者在引起中风时存在着显著的差异。

5. 糖尿病与中风的关系密切

由于糖尿病患者胰岛B细胞分泌胰岛素绝对或相对不

足,引起糖、脂肪和蛋白质代谢紊乱,其中以糖代谢紊乱为主。胰岛素不足使葡萄糖转化为脂肪而使葡萄糖的贮存量减少,大量脂肪被分解成三酰甘油和游离脂肪酸,尤以胆固醇增加更为显著,以致造成高脂血症,加速糖尿病患者动脉硬化,这是一个值得注意的问题。一般来说,糖尿病患者常伴有微血管和动脉硬化两种病变。而动脉硬化是发生中风的潜在性病理基础。

6. 中风与饮食习惯有关系

个人的饮食习惯与中风的关系十分密切。概括起来说,就是低脂肪、适量的糖类及含盐食物、高蛋白质、充足的水果和新鲜蔬菜的摄入,对预防中风非常有益。

脂肪食物尤其是动物脂肪,能使血中胆固醇、三酰甘油升高,导致动脉粥样硬化的加速。因此,一定要适当控制动物内脏、蛋黄、鱼子、肥肉等胆固醇含量较高的食物的摄取量。

大米、精面等含糖较多的食品,可在体内转变为三酰甘油,导致血脂升高,而长期的高血脂可引起高血压和脑动脉硬化。所以,糖类(碳水化合物)的摄入也应适量。

食盐摄入过多能使血压增高、血小板功能亢进,从而导致中风。故高血压患者每日应低盐饮食,而正常人群也应控制食盐的摄入量,切忌过多。

高蛋白质饮食则对于降低中风的发生率有明显效果。研究表明,蛋白质的摄入能改善中枢神经对血压的调节功能,降低血压,改善血管的弹性,促使钠盐从尿中排出。长期食用高蛋白质饮食能延缓随着年龄的增长而发生的血管壁弹性降低,使脑血管的反应性得到改善。

水果和新鲜蔬菜中含有的大量纤维素和果胶，可以协助胆固醇代谢，所以每日要补充一定的水果和新鲜蔬菜。

保持良好的饮食习惯是远离中风威胁的有效方法之一。

7. 中风常见的先兆

（1）突然发生眩晕：头昏眼花、感觉自身和周围物体旋转的症状叫作眩晕。突然发生眩晕、摇晃不稳甚至摔倒在地是中风的先兆症状之一。

（2）突然发生剧烈头痛：头痛是由颅内外血管痉挛或扩张、颅内病变影响到硬脑膜、头颈部肌肉长期收缩等引起，是一种带有警告性意味的信号。突然发生剧烈头痛是中风的先兆症状之一。

（3）步态异常：步态蹒跚、老态龙钟、走路腿脚无力是中风的先兆症状之一。引起步态异常最常见的原因是颅内病变。

（4）剃须修胡征：当患者持刀刮面时，头转向一侧，突感手臂无力，剃须刀落地，1～2分钟可自然恢复，此现象叫作剃须修胡征。

（5）突然出现半身麻木：麻木是感觉障碍异常的常见表现。一般来说，麻木主要是指蚁走感、虫爬感、烧灼痛、针刺样感觉，是神经根或末梢神经受刺激或不完全性损害引起的。突然出现半身麻木是中风的先兆症状。

（6）一过性黑矇：患者突然出现眼前发黑，数秒钟至数十秒钟恢复。出现黑矇，说明眼底视网膜有短暂性缺血，一过性黑矇往往是中风的早期信号。

（7）其他先兆症状：如疲劳、嗜睡、耳鸣等。

先兆症状可以单独或组合出现，往往来去匆匆，50%持续时间不到 5 分钟,75％在 1 小时之内,至多不超过 24 小时。但每个具体的患者,每次发作的症状可呈现一种固定的顺序,但并不一定每个患者均有表现。只要有上述先兆症状的出现,就是中风的警报,要特别警惕。此时,应让患者保持安静,避免精神紧张,尽量少搬动,最好就地治疗。必要时,应在患者平卧的情况下送医院诊治。

8. 中风的临床表现

(1)头痛:头痛是蛛网膜下隙出血的突出症状,常为全头部劈裂样疼痛。而脑出血患者,由于血液直接刺激脑膜和脑的疼痛结构,有80％～90％患者有剧烈头痛。特点是开始时疼痛位于病侧,当颅内压增高或血液流入到蛛网膜下隙时,可出现全头痛。短暂性脑缺血发作和脑梗死引起的头痛多较轻微,但大面积脑梗死合并颅内压增高时,也可出现剧烈头痛。

(2)呕吐:呕吐是脑部疾病的常见症状,特别是出血性脑血管病,如蛛网膜下隙出血常为喷射性呕吐,发生率在80％以上,脑出血时颅内压增高,呕吐和头痛加剧。如果患者呕吐出咖啡色胃内容物,表示有上消化道出血,是病情危重的预兆。缺血性脑血管病发生呕吐者较少见,但大面积脑梗死合并颅内压增高时,也可引起呕吐。

(3)意识障碍:尤以脑出血患者多见,是脑部受到严重而广泛损害的结果。据报道60％～80％的脑出血患者可出现意识障碍。临床特点是除少部分轻型脑出血患者意识可保持清醒外,脑干出血和小脑出血者意识障碍都比较严重。脑室出血患者可迅速出现昏迷,蛛网膜下隙出血者意识障碍程度较轻。轻微脑梗死者较少出现意识障碍,而大面积脑梗死者多伴有意识障碍。

(4)失语:失语为大脑皮质言语中枢损害所致。根据损害部位和临床表现的不同,分运动性失语、感觉性失语、混合性失语和命名性失语等。

①运动性失语。患者丧失了语言表达能力,不会说话,但能理解别人讲话的意思,可用手势或点头等回答问话。

②感觉性失语。患者听不懂别人讲话的意思,但这种患者由于语言运动中枢完好,所以能够说话,而且说起话来快而流利,但与人对话则是答非所问。

③混合性失语。患者既有运动性失语,又有感觉性失语,自己不会说话,又不理解别人讲话的内容等。

④命名性失语。患者能讲话,也能理解别人的话,能说出物品的性质和用途,唯独叫不出物品的名称。

9. 中风患者常见的后遗症

(1)偏瘫:偏瘫是最常见的中风后遗症。它是指一侧肢体肌力减退、活动不利或完全不能活动。偏瘫患者常伴有同侧肢体的感觉障碍,如冷热不知、疼痛不觉等。有时还可伴有同侧的视野缺损,表现为平视前方时看不到瘫痪侧的物品或来人,一定要将头转向瘫痪侧才能看到。以上这3种症状,总称为"三偏"。

(2)失语:失语也是中风的主要后遗症,有多种不同类型。其中,运动性失语表现为患者能听懂别人的话语,但不能表达自己的意思,只能说一些简单而不连贯的单字,别人无法理解。感觉性失语则无语言表达障碍,但听不懂别人的话,也听不懂自己所说的话,表现为答非所问,自说自话。若同一患者存在上述两种情形,则称为混合性失语。命名性失语则表现为看到一件物品,能说出它的用途,但却叫不出名称。

(3)精神、智力障碍:较大范围或复发多次的中风,可留有精神和智力障碍。表现为记忆力和计算力下降、反应迟钝、不能看书写字,最后发展为痴呆。甚至连吃饭、大小便均不能自理。还有的患者会出现胡言乱语、抑郁狂躁、哭笑无常等病态人格。

10. 中风后遗症能完全治愈吗

中风后遗症经过正确及时的治疗,部分康复是可行的,但完全复原比较困难。

中风后的脑细胞可能会有以下4种情况出现。

(1)永久坏死:中风发生时受严重损坏的细胞死亡,永不复原。

(2)基本复原:由于脑部肿胀而部分受损的脑细胞在肿胀消退后复原,重新工作。这一过程通常在中风后最初几周出现。

(3)有限替代:其他未受中风影响的脑细胞逐渐取代死去的细胞的功能。不过,这种情况的出现是有限的。

11. 中风患者的日常生活注意事项

(1)讲究饮食卫生:少食多餐,切忌暴饮暴食。

(2)坚持适量运动:从简单的散步到各项体育运动都可参加,但不要带有竞争的心理。

(3)避免离群索居:保持与家人和朋友的联系,讨论共同感兴趣的问题。

（4）不要停止工作：要寻找新的生活，克服年老无用的心理。

（5）提倡落叶归根：最好回到你熟悉的天地里去生活，重温往日的生活情趣。

（6）切忌闭门不出：夫妻俩不要整日待在一起，闲得无聊，常常会导致莫名其妙的吵架。

（7）参加文化活动：从事以前被迫放弃的文化爱好活动。

（8）注意仪表仪容：放弃对体型、仪容和服饰的讲究，意味着自暴自弃的开始。

（9）留出思考时间：长期不动脑子，将导致个性和身心的衰退，老年人要有足够的时间回首往事。

（10）倾听他人呼声：别人（年轻人和中年人）需要你的经验和教益，应满足他们的不同需求。

以上 10 条适合于所有老年人，甚至所有年龄的人群，但对中风患者尤为适用。细细品味，其中道理自当明了。

12. 脑血管病的危险因素

脑血管病的危险因素众多，目前已知的有以下 10 种。

（1）年龄。中风的发病率随年龄的增长而增高。

（2）有脑血管病家族史者发病率明显增高。

（3）高血压是最重要的独立的中风危险因素。

（4）高脂血症患者。

（5）糖尿病患者。

（6）心脏病是公认的中风重要危险因素。

（7）血液病及血液流变学异常。

（8）吸烟是中风的一种轻度危险因素。

(9)急性酗酒或慢性酒精中毒是中风的危险因素。

(10)口服避孕药是中风的可能危险因素。

13. 吸烟为什么是中风的独立危险因素

(1)香烟中的尼古丁进入血液后,直接导致小血管收缩,长期吸烟使其积重难返,终可导致血管硬化。这样不但使血流阻力大,增加高血压的发病率,也加重了心脏病、中风的发生机会。

(2)烟雾中的一氧化碳进入人体后,与红细胞中的血红蛋白结合,形成碳氧血红蛋白,使红细胞丧失或降低了运输氧气的功能。久之可使组织缺氧,而脑部对缺氧比体内任何器官都敏感,其危害是可以想象的。与此同时,机体为减少缺氧的损伤,将出现一系列的代偿反应:一是加速心脏的搏动,二是增加红细胞数。这意味着血液黏稠度增高,血流阻力增加,心脏负担增大和血压增高。

(3)长期大量吸烟,可造成慢性一氧化碳中毒,导致组织缺氧,代偿性红细胞生成增加,使血细胞比容升高。

(4)长期大量吸烟,可造成低氧、缺氧、代谢性酸性产物增加,造成红细胞的黏度增高;使红细胞变形能力降低和红细胞聚集性增强,导致全血黏稠度升高。

(5)长期大量吸烟,可引起血小板黏附性增强,引起血液中的血小板聚集性增强。

14. 大量饮酒可使中风的危险性增加

适量的饮酒对身体并无大碍,但长期饮酒、酗酒或造成慢性酒精中毒时,则不但有损于健康,还是中风的危险因素和发生出血性中风的诱因。

据统计,每天饮酒者发生脑血栓偏瘫者比少量饮酒者多 1 倍,嗜好饮烈性酒者比饮低度酒者发生偏瘫的机会多 3 倍。可见饮酒与脑出血呈正相关。长期酗酒可使死于中风的危险性增加 2 倍。

15. 高血压患者容易发生中风

有高血压的患者发生中风的概率比血压正常的人要高出 7 倍之多。不仅如此,血压超高,发生出血性中风的可能性也直线上升,死亡率也大大增加。对高血压患者的随访调查显示,中风是引起高血压患者死亡的主要原因。一系列研究表明,高血压是各种中风的最重要的一项危险因素,是名副其实的罪魁祸首。

16. 什么叫脑出血

脑出血又称脑溢血,是指大脑实质内的出血,是中风的一种表现,与高血压病有直接关系。这是中老年人常见的急性脑血管病,病死率和致残率都很高。脑出血占所有中风患者的 10%～20%。

脑出血的常见原因是高血压。有资料表明,80% 以上的脑出血患者有高血压病史。由于长期的血压升高,脑内小动脉形成粟粒样大小的瘤体扩张,在某些因素作用下,当血压突然波动时,就会使微小动脉瘤破裂而发生脑出血。长期的高血压还可使脑小动脉内膜受损,脂质沉积,透明样变,管壁脆性增强,更易破裂出血。此外,脑动脉硬化、脑血管畸形也是脑出血的常见原因。凡是能使血压骤然升高的因素,如情绪激动、剧烈活动、饮酒过度、大便用力等,都是脑出血的主要诱发因素。

脑出血可以发生在脑实质的任何部位,可以单发,也可为多发。但大多数高血压、脑动脉硬化性脑出血多为单发。其好发部位为内囊、基底节,其次是外囊、额叶。脑干和小脑较少见。

17. 脑出血的临床表现

患者多有高血压或动脉硬化史,常因情绪激动兴奋、饮酒过度、用力过度、咳嗽或排便等诱发。发病急骤,先有头痛、眩晕、恶心、呕吐,接着肢体随意活动受限或偏瘫,意识蒙胧,渐至昏迷,面色潮红,颈部僵硬,口角歪斜、流涎、失语、二便失禁、喉间痰鸣等。如出血过多,则患者深度昏迷,发生脑疝而危及生命。昏迷数日至数周后逐渐清醒,进入恢复期。病程在半年以上,遗留有不同程度的偏瘫、言语障碍、智力减退等,为脑出血后遗症期。

18. 什么叫腔隙性脑梗死

腔隙性脑梗死是以病理诊断而命名的,系指直径在15～20毫米以下的新鲜或陈旧性脑深部小梗死的总称。此处小动脉闭塞后,可引起多个大小不同的脑软化灶,最后形成大大小小的腔隙。因梗死的血管不同,常表现不同的神经系统症状,临床上最常见的是头痛、头晕、失眠、健忘、肢体麻木、动作失调、发音困难-笨手综合征,严重时可发生痴呆、偏瘫、失语等。

19. 腔隙性脑梗死的临床表现

（1）纯感觉型：一侧面、唇、口部或肢体的感觉障碍，如冷感、热感、刺痛感、肿胀感、触觉过敏等轻度感觉障碍。

（2）纯运动性软偏瘫及其变异型：一侧面部及上下肢无力（轻偏瘫）。

（3）共济失调性轻偏瘫：一侧下肢无力、走路不稳，可伴感觉障碍。

（4）构音不全-手笨拙综合征：中枢性面无力、构音障碍、讷吃、轻度吞咽困难、手无力、书写笨拙等到共济失调表现。

（5）感觉运动性卒中：一侧肢体的感觉障碍及轻偏瘫，感觉症状早于运动症状。

（6）眼底：眼底检查可见视网膜动脉硬化表现。

20. 什么叫蛛网膜下隙出血

蛛网膜下隙出血是出血性脑血管病的一个类型，分原发性和继发性两种。原发性蛛网膜下隙出血是由于脑表面和脑底的血管破裂出血，血液直接流入蛛网膜下隙所致。继发性蛛网膜下隙出血是因脑实质出血，血液突破脑组织进入到蛛网膜下隙或脑室而引起。引起蛛网膜下隙出血的最常见原因是先天性颅内动脉瘤和血管畸形。由于血管瘤好发于脑底动脉交叉处，最易直接受到血流冲击，加上血管先天性发育不良，极易破裂出血。其次为高血压、脑动脉硬化、颅内肿瘤、血液病等。一般认为，30岁以前发病者多为血管畸形，40岁以后发病者多为颅内动脉瘤破裂，50岁以上发病者则常因高血压脑动脉硬化及脑肿瘤引起。

21. 蛛网膜下隙出血的临床表现

本病常因用力排便、过度兴奋或情绪激动而诱发，起病急骤。常突然发生后枕及颈部剧烈疼痛，可向前额或腹部放射。多伴有频繁的喷射性呕吐，颈、腰疼痛及活动受限。轻者意识清楚或有短暂的意识障碍；重者昏迷，左大脑强直，脉搏、呼吸变慢及至病死。脑膜刺激征阳性。可有一侧动眼神经麻痹，单瘫或轻偏瘫，失语和感觉障碍。眼底检查，常见视网膜出血或视盘（视乳头）水肿。

22. 什么叫脑梗死

脑梗死又称为缺血性中风，是由于脑动脉粥样硬化，血管内膜损伤使脑动脉管腔狭窄，进而因多种因素使局部血栓形成，使动脉狭窄加重或完全闭塞，导致脑组织缺血、缺氧、坏死，引起神经功能障碍的一种脑血管病。许多患者有家族史，多见于 45～70 岁中老年人。

23. 脑梗死的临床表现

患者发病前曾有肢体发麻、运动不灵、言语不清、眩晕、视物模糊等征象。常于睡眠中或晨起发病，患肢活动无力或不能活动，说话含混不清或失语，喝水发呛。多数患者意识清楚或轻度障碍。面神经及舌下神经麻痹，眼球震颤，肌张力和腹反射减弱或增强，病理反射阳性，腹壁及提睾反射减弱或消失。仅少数人陷入昏迷。也有初起呈现头痛、局限性抽搐和烦躁不安等。颈内动脉系统脑血栓形成主要表现为病变对侧肢体瘫痪或感觉障碍，主侧半球病变常伴失语，两眼常向病灶侧凝视。椎-基底动脉系统血栓的主要表现为眩晕、眼球震颤、复视、同向偏盲、眼肌麻痹、头痛、吞咽困难、构音障碍、共济失调及不同程度的意识障碍等。病灶对侧中枢性偏瘫、面瘫和舌瘫,对侧感觉减迟。有的呈多数脑神经麻痹、交叉性瘫痪及感觉障碍、共济失调等。

24. 短暂性脑缺血发作时的临床表现

(1)近期出现原因不明的手脚麻木或软弱无力,手中拿的物品有时忽然落地。

(2)突然出现短暂的双目失明或复视或视物模糊。

(3)突然失语或吐字不清或说话困难,但"心里明白"(意识清楚),而且很快恢复正常,不留任何痕迹。

(4)时常头痛,有时甚至突然晕倒,但迅速清醒。

(5)近期内出现记忆障碍,尤其是近期记忆。

(6)原因不明的智力减退,注意力不集中,工作效率下降,常无缘无故地"出差错"。

25. 中风发病前最常见的预兆

(1)运动神经功能失调:这一类先兆征象最常见。由于脑供血不足使掌管人体运动功能的神经失灵,从而出现一些异常的表现,如突然嘴歪、流口涎、说话困难、吐字不清、失语或语不达意、吞咽困难、一侧肢体无力或活动不灵、持物跌落、走路不稳或突然跌跤,也有的出现肢体痉挛或跳动等。

(2)头痛头晕:正常人也可能有头痛头晕,工作劳累或失眠者也能出现头痛头晕,似乎不属于脑血管病先兆的特有征象。怎样才能意识到可能是脑血管病的先兆呢?通常的表现是,头痛的性质和感觉与平日不同,程度较重,由间断性头痛变为持续性头痛,如头痛固定在某一部位可能提示是脑出血或蛛网膜下隙出血的先兆。头痛、头晕也与血压的波动有关。

(3)感觉功能障碍:由于脑供血不足而影响到脑的分析区域、感觉器及感觉神经纤维,常表现为面麻、舌麻、唇麻及一侧肢体发麻或异物感;有的人视物不清,甚至突然一时性失明;不少人有突然眩晕感;有的肢体自发性疼痛;还有的突然出现耳鸣、听力减退等。

(4)精神意识异常:如有的人总是想睡,整天昏昏沉沉地睡,不是过度疲劳所致,而是脑供血不足的先兆征象;也有的人表现为失眠,有的人性格有些变化,如孤僻、沉默寡言或表情淡漠,有的为多语急躁;有的可以出现短暂的意识丧失或智力衰退,甚至丧失了正常的判断力,这些都与脑供血不足有关。

(5)自主神经功能紊乱:虽然比较少见,也不具有特异性,但在少数脑血管病患者发病前可以由于脑血管病变、血压波动、脑供血的影响而出现一些自主神经功能紊乱的症状,如全身明显乏力、出虚汗、低热、心悸或胸闷不适,有的人出现呃逆、恶心呕吐等。

26. 脑血栓是怎样形成的

(1)血管壁受损,病变部位内膜增生,胆固醇沉积于动脉壁,有时钙化导致腔管狭窄。

(2)低血压或心功能不全者由于血压下降,血流缓慢,易使血流淤滞,导致管腔狭窄闭塞。

(3)血液的化学成分改变,血液黏稠度增高,使血液淤滞而发生脑血栓。

27. 脑血栓形成与脑栓塞有何区别

脑血栓形成和脑栓塞都是缺血性脑血管病,临床上统称为脑梗死。两者症状相似,常易混淆,但两者病因不同,不可混为一谈。

(1)年龄与起病:脑血栓形成多发生在中年以后,起病缓慢,常于数十小时或数日内病情达到高峰。一般在发病前有先兆症状。而脑栓塞多见于40岁以下的青壮年,起病急骤,数秒钟至3分钟,症状便全部出现,且多无前驱症状。

(2)病因:脑血栓形成是由于脑血管自身的狭窄或闭塞,导致脑组织缺血、软化、坏死而产生偏瘫、失语、感觉障碍等一系列中枢神经症状。而脑栓塞则是由于脑血管被血流中所带来的固体、气体、液体等栓子阻塞而引起,发病在脑内,病根却在脑外。

(3)诱因:脑血栓形成常在安静和睡眠状态下发病,醒来后发现自己不能随意活动或失语。脑栓塞发病前常有剧烈运动和情绪激动病史,突然发病。

(4)既往病史:脑血栓形成多有高血压、动脉硬化、短暂性脑缺血发作、糖尿病等病史。脑栓塞既往病史多种多样,但主要见于心脏病、术后、外伤等。

(5)临床表现:脑血栓形成以半身不遂和语言不利为主要症状,多无意识障碍或头痛、呕吐等。脑栓塞发病后常有头痛、呕吐、意识障碍、失语、偏瘫等临床表现。缺血性脑血管病的可靠诊断方法是脑血管造影,它可以显示血管狭窄或闭塞的部位。但脑血管造影有使病情加重的危险性,一定要慎重,不可盲目检查。

28. 脑血管病发病有季节性

资料显示,在冬季气压高、气温低时,脑血管发病率高,而春秋季发病率较低。这是因为寒冷的气候可以引起人体交感神经紧张,导致体内血管收缩,血压增高。血管遇冷后还会变硬、变脆,容易破裂,从而导致脑出血。寒冷的刺激还可以使血流减慢,而冬季干燥的气候又引起血液浓缩而致血液黏稠度增高,这些因素都间接成为诱发脑血管病的危险因素。当然,在一般情况下,由于人体的自我调节功能及主动采取某些相应措施,故气候变化对机体健康不致产生危害。当天气突然发生变化,机体一时不能适应时,就促使脑血管病发生,因此在气温突变时要及时增减衣服。

29. 肥胖是中风的危险因素

与一般人比较,肥胖者发生脑血管的概率要多40%。肥胖者常伴有内分泌代谢紊乱,血液中胆固醇、三酰甘油含量较高,体内脂肪占体重的25%～35%,容易发生动脉硬化。所以,肥胖为脑血管病的间接危险因素。"肥人多中风",这是古人从大量实践中总结出的经验。肥胖者比消瘦者更易发生脑血管病,而且一旦发生,其病死率要比一般人高2倍。因此,防止肥胖对预防中风是有益的。

30. 不同部位的脑出血临床表现各异

脑出血后,血液在脑内形成凝血块,称为脑血肿。由于脑血肿的占位及压迫,影响脑血液循环而产生颅内压增高和脑水肿,所以绝大多数患者会出现头痛、呕吐、昏迷及偏瘫等共性症状。但因出血部位不同,其临床表现也是不一样的。

(1)壳核-内囊出血:出现两眼向出血灶同侧凝视的"三偏"征,即偏瘫、偏身感觉障碍和偏盲,伴有失语或吞咽障碍。

(2)丘脑出血:常出现病灶对侧的偏身浅感觉障碍与深感觉障碍;出血常波及中脑,发生一系列眼球症状;血肿若压迫第三脑室移位可累及丘脑下部,出现高热、脉搏增快及血压升高,预后不良。

(3)脑叶出血:也称为皮质下白质出血。额叶出血可出现精神症状,如烦躁不安、疑虑、对侧偏瘫、运动性失语等;顶叶出血则出现对侧感觉障碍;颞叶出血可出现感觉性失语、精神症状等;枕叶出血则以偏盲最为常见。脑叶出血一般症状均略轻些,预后相对较好。

(4)脑桥出血:通常为突然发生的深昏迷,可在数小时内死亡。早期表现病灶侧面瘫,对侧肢体瘫痪,称为交叉性瘫痪。脑桥出血两眼向病灶侧凝视;脑桥出血常阻断丘脑下部对体温的正常调节而使体温持续增高。由于脑干呼吸中枢受影响常出现不规则呼吸。

(5)小脑出血:多数表现突然起病的眩晕、频繁呕吐,枕部头痛,一侧上下肢共济失调而无明显瘫痪,可有眼球震颤,一侧周围性面瘫。重症大量出血者呈迅速进行性颅内压增高,很快陷入昏迷,多在48小时内因枕骨大孔疝而死亡。

(6)脑室出血:一般分为原发性和继发性,原发性脑室内出血为脉络丛破裂出血,较为少见;继发性者是由于脑内出血量大,穿破脑实质流入脑室。临床表现为呕吐、多汗、皮肤发紫或苍白,发病后1～2小时便陷入昏迷,并有高热、四肢瘫痪或呈强直性抽搐、血压不稳、呼吸不规律等表现。病情多严重,预后不良。

31. 中风"三偏"症状

中风"三偏"症状是指偏瘫、偏身感觉障碍、偏盲三症同时出现的一组症状,是内囊部位病变的主要体征,多见于出血性中风。

(1)偏瘫:是指患者半侧随意运动障碍。支配随意运动的神经纤维叫锥体束。如内囊出血时,受损的锥体束是在交叉平面以上,故瘫痪发生在病变的对侧,出现对侧面瘫、舌瘫及肢体瘫。

(2)偏身感觉障碍:指患者半侧的痛觉、温度觉和本体觉障碍。感觉中枢对传入的刺激进行综合分析做出是热、冷,还是痛刺激的判断。如内囊部位受损,则中断了对侧偏身痛温觉的传导,故痛温觉障碍。传导本体感觉的感受器受刺激后传入脊髓后索上行至延髓楔束核和薄束核,再从该两核发出的神经纤维交叉到对侧上行经内囊到中央后回。若内囊受损,则中断对侧偏身本体感觉的传导,出现位置觉丧失等本体感觉障碍。

(3)偏盲:一侧视束和视放射的神经纤维,来自两眼同侧的视网膜的神经纤维,经内囊后支到矩状裂视觉中枢,反映对侧视野。如内囊受损、视放射受损,则对侧视野偏盲。

32. 中医对脑血管病病因和发病机制的认识

中医学认为,中风病机的形成主要以内因为主,先有机体亏损,脏腑功能失调,复随某些外因而诱发。如平素肾亏或年老体弱,肾元不固,阴虚阳亢,或因一时劳息失宜以致肝阳暴涨,引动肝火,火升气逆,气血并走于上,壅塞清窍,或因饮食不节,嗜食肥甘,脾失健运,湿聚生痰,痰郁生热,引动肝风,肝风内动,夹痰火上扰清窍而发病。由此可以看出,风(以肝风为主),火(心火、肝火),痰(风痰、湿痰),气(气虚、气逆),血(血瘀)互为影响,在一定条件下,突然发病,是中风最常见的发病表现。但由于风、火、痰、气、血相互影响所起的主导作用不同,故临床各异。

(1)情志郁怒:五志过极,心火暴盛,或暴怒伤肝,肝阳暴涨,引动心火,风火相煽,气血郁逆,并走于上而发为中风。

(2)饮食不节:过食肥甘厚味,劳倦内伤,脾失健运,聚湿生痰,痰郁化热,引动肝风,夹痰上扰,可致并发,尤其以酗酒诱发最烈。

(3)阴阳失调:《素问·生气通天论》记载,"阳气者烦劳则张"。即指人身阳气,若扰动太过则亢奋不敛。本病也可因烦劳过度,形神失养,以致阴血暗耗,虚阳化风,扰动为患,再纵欲伤精,致使阴亏于下,肝阳鸱张,阳化风动,气血上冲,心肾昏冒,发为中风。

(4)正气不足:正气虚,腠理疏,经脉空虚,风邪乘虚而中经络,气血痹阻,肌肤筋脉失于濡养,或患者痰浊素盛,外风引动,痰湿流窜经络而引起口眼㖞斜、半身不遂等症。

33. 中风患者应做的检查

(1)脑 CT 扫描:脑 CT 对出血性中风诊断率为 100%,对缺血性中风的诊断率在 85% 以上。但需要注意的是缺血性中风在发病 24 小时后才能显示清楚。如果不是十分必要,最好等中风发病 24 小时后再查 CT。

(2)血糖、尿糖测定:中风患者的治疗和预后,与其有否糖尿病关系很大。中风急性期空腹血糖超过 11.12 毫摩/升,即提示其下丘脑损害严重,病死率较高。所以,即使以前没有糖尿病病史,也应监测血糖和尿糖。血糖、尿糖的高低是医生确定治疗方案的重要依据。这是因为中风以后可以出现一过性的血糖升高,况且有的患者对自己过去有无糖尿病并不清楚。

(3)血液流变学检查:血液流变学是专门研究血液及其组成成分变形规律的科学。血液流变学的改变与中风的发生、预后都有密切关系。大部分脑梗死患者的全血黏度、血浆黏度、血球压积、纤维蛋白原和血小板聚集率都有不同程度的升高。用句通俗的话讲,就是血液太黏稠了,脑循环受到影响,不利于中风的恢复。因此,中风患者定期检查血液流变学指标是必要的。

(4)嗜酸细胞计数:随着病情的不同,嗜酸细胞数目也不同。病情越重,嗜酸细胞越少;病情好转,嗜酸细胞数目则逐渐恢复。如果嗜酸细胞逐渐减少且经过 1～2 周仍不恢复,往往预后不良。

(5)磁共振(MRI):与 CT 相比,磁共振无 X 线的辐射效应,因此对人体没有明显损害,且层次清楚,分辨率高。其缺点,一是价格昂贵,相应的检查费用也高;二是安装起搏器的患者不宜使用;三是成像时间长,危重患者很难接受长达 40分钟的头部扫描。鉴于以上原因,磁共振对于急性中风患者并非首选的检查项目。

(6)腰穿脑脊液检查:腰穿检查脑脊液对于明确中风的性

质具有极其重要的意义,但随着更先进的检查手段如 CT、磁共振等的应用,脑脊液检查就不再成为中风的必要诊断手段了。

(7)血脂:与中风有关的血脂主要是三酰甘油、胆固醇、β脂蛋白等。虽然还不能断定血脂与中风的发病有直接的关系,但高脂血症是动脉硬化的诱发因素之一,故应常规进行检查。

(8)脑超声波:脑超声波(A 超)的最大价值是观察中线有无移位。如在发病第一天就有中线移位,常提示有颅内血肿,说明是出血性中风;两天后出现的中线波移位则提示是由于脑梗死伴发脑水肿造成,这种移位如长期不恢复,一般预后不好。脑超声波检查简单、安全、比较实用。

(9)脑血流图(REG):脑血流图对判断脑动脉硬化及脑血管病的性质有一定的参考价值。

(10)数字减影血管造影(DSA):对缺血性血管病、动脉瘤、动-静脉畸形、烟雾病的诊断有重要意义。虽然它是一种有创性检查,但在直观显示血管结构的同时,还可以进行介入性治疗,估计以后随着医学的发展,数字减影血管造影会更加普及。

(11)其他辅助检查:除上述检查外,皮质诱发电位、脑血流量测定、多普勒超声、脑地形图、各种微量元素的水平、激素的水平(如 T3、T4)等,对中风的诊断也有不同程度的参考价值。而患中风病的老年人还应检查心脏、肾脏的功能等。

34. 血液流变学检查对中风诊断与预防的意义

血液流变学诸项内容的检查可以判断其患中风的可能性

有多大,检测主要分以下4个方面。

(1)血液黏度:主要包括全血黏度和血浆黏度。中老年人血液黏度的异常变化是增高。

(2)血细胞比容:指红细胞的总体积。血细胞比容的增高可导致血液量减少。有中风高危因素的患者,血细胞比容多高于正常。

(3)血沉的变化:可反映红细胞的聚集性,血沉越快,红细胞聚集性越高。

(4)细胞电泳:细胞电泳是在显微镜下观察悬浮于溶液中的各种游离细胞在外加直流电场中移动的方向和速度。红细胞电泳有两个观察指标:红细胞电泳时间和红细胞电泳率。电泳时间越长,血液黏度愈高;电泳率愈低,血液黏度愈高,越易发病。

如果存在上述危险因素,应该积极采取措施,消除危险因素,进行预防性治疗。轻者可以运动为主,药物为辅或边运动边服药进行预防。

35. 如何预防脑血管病

(1)研究表明,高血压不仅促使心、脑、肾血管的损害,也促使动脉硬化的发生和发展。故有效地控制高血压是防止发生中风的重要环节。血压过高常是发生出血性脑血管病的直接诱因,但血压降得过低也是发生脑血栓的原因之一,故不可在进入安静状态之前,如夜寐之前,服用过量降压药物。平时血压宜控制在 18~20/11~12 千帕。

(2)控制血脂:高血脂,尤其是低密度脂蛋白胆固醇增高,常是动脉粥样硬化症的又一重要发病因素,除平素控制脂肪、低胆固醇饮食外,遇有高脂血症者应加以积极治疗。

(3)降低血黏度:血液黏度、血液浓度、血液聚集性和血液凝固性的异常增高,也是脑血栓形成的发病因素之一,故针对有高黏滞血症的患者应积极采取预防治疗措施,如平素多饮淡水,采取血液稀释疗法等。

(4)积极治疗相关疾病:尤其要积极有效地治疗可发生脑栓塞的各种原发病,以尽量减少发生脑栓塞的可能性,如感染性心内膜炎、风湿性心瓣膜病、心律失常、糖尿病、脉管炎等。

(5)注意饮食:养成低盐、低动物脂肪、节制食量的饮食习惯,忌食辛辣,多食蔬菜水果及豆制品等。

(6)调节情志:过于紧张、激动、忧郁常是脑血栓发病的精神因素。因此,要注意调理情志,放松思想包袱和情绪,不使五志过激,化火生风。保持心情舒畅,调畅阴阳平衡,使气血畅达,脉络通和,是预防本病的重要措施之一。

(7)劳逸结合:起居有常,不妄作劳,即作息有规律,不可过劳,是保持健康的重要因素。适度的文体活动、练养生功、打太极拳等不仅可以避免身体肥胖,也对保持身心健康,预防高血压和动脉硬化十分有益。

(8)重视先兆:中年以后,尤其是高血压患者不时发生眩晕、一侧肢体麻木无力、舌强语言不利,这被认为是脑栓塞的三大先兆。一旦发生有类似情况应及时就诊并做血液流变学等有关检查,若有发生缺血性中风之高度可疑者,宜服用阿司匹林等药物以预防中风发生。

36. 中风患者康复为何不宜静养

中风(脑梗死或脑出血)好发于老年人,发病后,家人会对患者细心而周到的照料,不让患者参与一些生活自理活动。

其实,中风患者这样静养,不但影响偏瘫肢体运动功能恢复,而且还易造成失用综合征,即瘫肢关节僵硬、肌肉萎缩。

现代康复医学认为,中风偏瘫肢体运动功能的康复有赖于大脑高级神经中枢与肢体之间神经通道的建立,这种通道的建立只有对肢体进行不断有效的刺激才能完成。因此,中风患者应早期进行康复运动,只要病情稳定(一般在发病后3~5天),就应开始康复锻炼活动。起初可由旁人帮助患者对偏瘫肢体各关节进行被动活动,并按摩及提按肌群,让患者练习翻身及起坐等动作,然后逐步过渡到练习站立、扶物步行、用手抓握物品等活动,让患者慢慢学会习练、刷牙、穿衣、进食、上厕所等日常活动。

康复运动锻炼应根据患者的实际情况循序渐进,不可操之过急。对患者运动功能的微小进步,都应给予肯定和鼓励,以进一步调动患者参加锻炼的积极性。中风患者只要持之以恒地进行合理的康复运动训练,可明显提高生活自理能力,改善生活质量,降低致残率。

37. 急性中风为什么不宜急于降血压

高血压是急性中风的首要危险因素。有人统计,在中风的病例中,有高血压病史者占 76.5%,高血压发生中风的比例是正常血压者的 6 倍。中风的发生和预后与高血压的程度及持续时间的久暂关系密切。

急性中风伴有高血压的患者,传统的观点是立即给予降压治疗,使血压迅速恢复到正常范围,但现代医学的观点不主张这样做。

有学者研究指出,老年急性中风患者除本身原有高血压外,发病时血压升高,有相当多的是反射性引起的,是机体为保证大脑血流有效灌注的代偿性反应。因为中风的急性期不论是脑出血,还是脑梗死,由于局部血液循环障碍造成脑水肿,导致颅内压升高,要保持大脑有效的血液供应,机体只有通过提高血压来实现。如果在中风的急性期过早地、大幅度地降低血压,势必会减少病变脑组织的血液供应,使出血或梗死灶范围进一步扩大,加重病情。

一般来说,反射性高血压经使用呋塞米、甘露醇等脱水药,颅内压降低后,几天内血压便会自然下降,所以对老年急性中风患者,如果不存在严重的冠心病、心力衰竭、高血压危象等病症者,最初数日可允许血压保持在 220/100 毫米汞柱,而不必积极降压治疗。但若血压高于 220/100 毫米汞柱,并出现了高血压脑病或加重了原有的心力衰竭、冠心病时,可适当给予降压治疗。降压标准是将收缩压控制在 160～180 毫米汞柱。需要注意的是在药物选择上,应慎用钙拮抗药、硝普钠、肼屈嗪等,因上述药物可扩张脑血管,使颅内压升高,脑灌注量下降,加重脑水肿和神经细胞损伤,可适当选择血管紧张素转化酶抑制药、β受体阻滞药,以适度降低血压。

38. 脑血管病患者打麻将不宜时间过长

因为老年人多有脑动脉硬化,有的人还有高血压、冠心病、糖尿病等疾病,在进行打麻将等娱乐活动时,不宜时间过长,也不宜经常玩。

(1)长时间打麻将时,坐位时间较长,使双下肢回心血量减少或静脉压增高,致使动脉血流灌注减少或血管内血液淤滞,影响全身血液循环,容易导致缺血性中风。

(2)长时间打麻将时情绪易激动,血压不稳,可致血压突然升高,加之脑动脉硬化,机体调节能力较差,易导致脑血管自动调节功能丧失,脑血管受到很大的压力,引起脑血管或微小动脉瘤破裂,造成出血性中风。

(3)长时间打麻将时精力过于集中,因用脑过度,睡眠不足,可造成脑部缺血缺氧,反射性地使血压升高,脑部血液循环障碍,诱发头昏甚至中风。

(4)长期打麻将,会使人上瘾,忘记一切,甚至不吃不喝,不及时排大小便,若不及时饮食、排大小便,会反射性引起脑缺氧,血压升高,如此反复,可使脑血管调节功能丧失,加重脑动脉硬化,诱发中风。

(5)老年人患有多种疾病时,长时间打麻将,会使老年人忘记服药,饮食不规律,休息睡眠不足,不能控制高血压、冠心病、糖尿病等疾病,会加重原发疾病,在此基础上诱发中风。

为防止中风,老年人活动要适当,每天应保证8~9小时的充足睡眠,应科学地安排生活,做到起居规律,适当活动,劳逸结合,防止因文娱活动所致过度疲劳而加重病情或诱发疾病,故老年人不宜长时间打麻将。

39. 脑血管病患者不宜晨练

许多人养成了清晨早起锻炼的习惯,可称之为"闻鸡起舞"。但从医学角度讲,早晨不是锻炼的最佳时间,尤其对心脑血管病患者和中老年人来说,更不宜清晨进行锻炼,因为早晨锻炼易发生意外。

医学家们发现,心脑血管病患者的发病时间和死亡时间常在早晨。一些日本专家研究认为,清晨跑步有可能直接导致心脑血管栓塞,而晚间跑步对健康才是有益的。他们对参加试验的志愿者(晨间跑步和晚间跑步)的血液分析结果进行比较,得出了明确的结论,早晨跑步增加了血管中出现血栓的可能性,因为此时血液的浓度提高了6%,而晚间却相反。

40. 脑血管病患者睡眠时间不宜过长

充足睡眠是第二天工作优质高效的基础,但过长的睡眠时间与脑血管病的发生也有关联。中老年人每晚睡眠 10 小时的比睡眠 7 小时的因中风而死亡的比例要高出 35 倍,故老年人睡眠时间不宜过长。

41. 脑血管病患者不宜不吃早餐

如果人长期不吃早餐,到老时中风的概率就要比其他人要高。

现在很多年轻人由于工作忙,往往忽略了早餐。早晨交感神经的兴奋性增高,使得血压偏高,这些因素均增加了患中风的危险性。而对于已有中风危险因素的人,如患有高血压、心脏病、糖尿病等,长期不吃早餐更易促发中风。

另外,人如果不吃早餐,会导致血容量减少、血液黏稠度增高,形成微小血栓,容易在本已狭窄的动脉里形成小血凝块阻塞血管。

研究人员还提示,长期不吃早餐,会导致自主神经功能紊乱、内分泌失调,进而引起慢性脏器功能失调。虽然人体具有很强的代偿能力,但这种代偿能力是有限的,长期不吃早餐会消耗掉这些“潜能”,这对年轻人的身体是一种严重的慢性侵蚀。

42. 保护大脑的十二项法则

(1)合理用脑:脑子越用越灵活,合理多用脑,会推迟神经系统的衰老,而且通过神经系统对全身的调节,可达到养生延寿的目的。

(2)不要胡思乱想:超过自己能力的非分之想,对大脑不利。

(3)交替学习:实践证明,交替学习内容可以缓解大脑疲劳,比长时间读一门功课的效率更高。

(4)认识药物的危害:药物虽能治病,但许多药物有各种毒副作用,对大脑有损害的,如镇静类药、抗癫痫类药、抗肿瘤类药等,故不宜长用、久用。

(5)要午睡:中午小憩片刻,对大脑的调整有益处。假如经常不午睡,对大脑是一种不良刺激,大脑"带伤工作",营养不足,自然易衰老。

(6)戒酒:酒精使大脑皮质的抑制减弱,故酒后人觉得头重脚轻,举步不稳,反应迟钝。酗酒对大脑的损害极大。

(7)不要蒙头睡觉:蒙头睡觉时,随着棉被内二氧化碳浓度的升高,氧气浓度不断下降,长时间吸入污浊空气,对大脑损害极大。

(8)不要带病用脑:在身体欠佳或患有各种疾病时,仍坚持学习或工作,不但效率低,而且容易造成大脑的损害。

(9)要吃早饭:有的人晚上入睡迟,或有睡懒觉的习惯,不到上班时间不起床,于是难免经常不吃早饭。这样,会使人的血糖低于正常供给,使大脑的营养不足,对大脑有害。

(10)饮水要充足:研究发现,饮水不足是大脑衰老加快的一个重要因素,尤其是老年人感觉迟钝,对口渴的反应不如年轻时灵敏,易发生"缺水"现象。因此,想要大脑健康,不要忘记常饮水。

(11)提高睡眠质量:成年人一般要有 7 小时以上的睡眠,并且保证睡眠的高质量,即睡眠质量不高者应当增加睡眠时间。

(12)戒烟:吸烟提神只是习惯问题,长期吸烟会出现神经过敏,记忆力下降,注意力分散,精神恍惚等大脑受损的表现。

43. 中风的防治原则有哪些

(1)防治原发疾病:高血压病越久,血管硬化越明显,越易发生中风。平时应经常测量血压,坚持服药,尽可能将血压控制在正常范围之内。冠心病常因心律失常而造成心脏泵血能力减退,使脑血流缓慢而容易发生缺血性中风;高脂血症可导致动脉粥样硬化及血液黏稠度增高;糖尿病会使动脉壁硬化及血液黏稠度增高,两者均可诱发中风。因此,有效地控制、防治原发疾病,是预防中风发生的关键。

(2)调畅情志:轻松、愉快的情绪,能有效地防止高血压病等原发疾病病情的加剧。可通过听轻音乐,与年轻人交谈来分散注意力;不要看紧张、恐怖的影视剧;遇事不可发怒,注意劳逸结合;早晨空腹上街买菜及锻炼时应先吃些点心,以防止低血糖及脑血栓形成的发生;天气变化明显,特别是突然变冷时,应多加衣服保暖,否则会使血管收缩,血压升高,导致病情恶化。

(3)戒烟忌酒:吸烟及酗酒,会进一步损害心脏功能,增加血液黏稠度,增高血脂,极易诱发中风。

（4）保持大便通畅：平时应保持大便通畅，不能在大便时用力过度，以免腹压增高，脑血流量急骤上升而发生脑出血。

（5）饮食调摄：饮食宜清淡。多吃新鲜蔬菜及水产品，如青菜、萝卜、海带、紫菜等；宜少食多餐；要摄入足够的食物纤维及润肠食物，禁食肥肉及动物内脏，不可吃刺激性强的葱、椒、咖啡等；少吃精制糖、蜂蜜、水果糖、糕点等；食盐量限制在每天 4 克以内，能防止水分潴留，减轻心脏负担。

（6）体育锻炼：选择打太极拳、散步、健身气功等项目进行锻炼。不可整日卧床，卧床久则会使血流减慢而产生缺血性中风，亦不利于中风后机体功能的逐渐恢复。

（7）及时就医：如发现走路不稳、肢体一侧无力、口角歪斜、唇麻、握物落地时，可能有脑血管痉挛或小中风，应及时就诊，防止病情进一步发展。

44. 中医预防脑血管病的十六项法则

（1）发要常梳：古人称栉发浴头，能明目祛风，可落发重生，变硬变黑。

方法：清晨起床后，用双手十指从前额发际处开始向后头部梳理 60 次，然后再用两手在头发前后左右发际处往头顶抓握发际 28 次，同时配合点太阳、百会、风池穴。可祛散头风，促进脑部新陈代谢。有健脑、醒目、镇惊、止痛、降压、提神、增智作用。

（2）面要常擦：古人称浴面拭擦神庭，能祛除外感之邪气，使诸阳上升，血气不衰，人老而面红润，皱纹减少。

方法：①首先将两手搓热，放置鼻翼上，用两手中指带动其他手指，顺鼻两侧上下擦动，摩浴到前额，再从前额轻轻往下摩到下颌,反复 60 次。②每天早晨洗完脸,用干的软毛巾擦干面部皮肤,然后把脸部擦红擦热为止。同时配合揉点印堂穴,弯曲两拇指关节上下摩擦迎香穴,可防治头痛、头晕、感冒、鼻塞、鼻出血。

(3)目要常运:古称运睛,能去内障外翳,纠正近视、远视、老花眼等。

方法:静坐或站立,以室内窗户为目标,双目视线从左窗角转到右窗角,再从右窗角转到左窗角为一圈。转睛时要缓慢,左右各转 14 圈,然后双眼紧闭片刻,再突然睁大两眼远眺,着重对视神经和眼轮匝肌进行锻炼,有助于眼疲劳的恢复。治疗小学生近视,可点按正光、四白、天应穴,同时用双手拇指点按两眼外角,再用食指中节捏摩睛明、承泣、瞳子髎等穴,可防治眼部疾病。

(4)耳要常弹:古人称鸣天鼓、掩耳弹枕等,能增强听觉神经功能,防治耳聋、耳鸣。

方法:两手掌心紧掩两耳道,一按一抬,可借空气的压力,发出嗡隆震响声,反复 16 次。然后紧掩双耳弹枕,即两手食指压弹中指鸣击后脑枕骨 16 次。在此间,还可用两手食指轻轻插入外耳道,如同拧卸螺丝前后转动 3~5 次,并用拇指尖点听宫、听会两穴。用两拇指指腹按摩耳后降压沟,有助于降血压,增强记忆力,消除耳鸣、耳聋,保护听力。

(5)口要常漱:古称唾液为胎食,又称金浆玉液,是人身体内不可缺少之宝。唾液是消化液的一部分,要随时咽下,以提神补气养血,开胃健脾。

方法:舌尖顶上腭,接通督任二脉,调补心气,补充元气。鼓漱时舌尖可抵至唇内齿外,左右鼓漱转动 30 次,将舌再缩回口腔,上下轻轻卷动数次,使唾液增多,津液漱咽,灌溉五脏六腑,润泽肢节毛发。

(6)齿要常叩:民间有谚语"清晨叩齿三十多,到老牙齿不会脱"。

方法:每日起床后,面对墙站立,心神宁静,口轻闭,叩白齿 36 次。长期坚持此法锻炼,使咀嚼肌健康有力,牙齿坚固,不易脱落。

(7)浊要常呵:古人称为鼓呵,能消积,去胸膈满塞,排除浊气,吸收清气,加大肺活量。

方法:停闭呼吸片刻,鼓胸吸满腹,然后仰张大口向外呵出浊气,要连续 5～7 次,可加强呼吸功能,提高抵抗力。

(8)胸要常扩:古人称扩气,认为经常扩气能保护心脏,使气机通畅。

方法:先抬臂举肢耸肩,两臂舒展自然,手臂扬过头,然后弯腰,再起身舒展扬臂,反复 14 次,以使新鲜空气充分进入肺中。同时用中指点璇玑、玉堂、华盖、掌门等穴,能防治胸胁膨满,心胸不舒,气机不畅。

(9)腹要常抹:古人称抹脐腹,能增加胃肠运动,消积,顺气。

方法:搓热两手掌,叠掌相抹,贴腹隔衣都可以,掌心对准脐眼,顺时针方向按抹,从内向外,范围由小到大,再由大到小,反复 7 次。如有胃下垂,中气不足者,可从小腹开始到肚脐为止,用两手捧腹提抹 21 次,晚睡觉早起床前可在被窝内进行。同时指点上脘、中脘、天枢等穴,可防治腹痛、腹泻、慢性消化不良等症状。

(10)腰要常活:古人认为活腰能强腰固肾。

方法：先将两手搓热，紧贴腰眼处，用力上下搓36次，同时要旋转腰部，并用两手轻叩击腰两侧。活腰也可与压腿结合起来，并用拇指点压环跳、委中穴。对防治腰肌劳损、腰椎间盘突出、骨质增生等病有疗效。

（11）谷道常提：古人认为提肛能提升阳气，排除浊气。

方法：用鼻吸气时，稍用力收小腹，提肛门，连同会阴，使呼吸缓慢、柔和、深长，连做7～9次。可清洁二阴，预防痔疮、脱肛和子宫下垂，对老年人保健十分有利。同时可以点上脘、中脘、足三里穴，使大便滑利畅通。

（12）肢节常摇：古人云，"常摇取肢节百骸，关节日趋灵活"。

方法：开始取站立，两手时握时伸活动各指关节，有步骤地松动双肩、肘、腕关节，随之左右臂一前一后摇动，左右各摇动32圈，十指交叉连动指、腕关节16次。然后两手叉腰，拇指在后，平心静气站稳，收左脚，将脚尖用力向前踢出，连动收回左脚，脚背屈曲，脚跟用力蹬出，以踝关节各3次，可祛风、除湿、散寒。当脚某关节肿胀时，可用两手轻轻推拉按揉，以改善局部循环，活血化瘀，镇静止痛。同时按揉涌泉穴，有强腰固肾之功效。

（13）腿膝常压：俗话说："人老先老腿。"经常压腿按揉膝盖，常点足三里穴，是中医防老延寿之法。

①压腿按摩法。抬起一条腿，将足跟置于适当高度的支撑物上，双手按扶向后压腿3～5分钟，再换另一条腿，然后在腿上来回推摩3～5钟。可促进下肢血液循环，预防久站坐下肢水肿，静脉曲张，肌肉萎缩。

②转膝点穴法。双腿并拢站立，双手撑扶在髌骨上，下

蹲、转膝各16次；再用两大拇指点压风市、阴陵泉、三阴交穴，每穴5分钟。运用此法能驱散风寒，止痛消炎，通利气血，滑利肢节。

（14）肌肤常摩：按摩，古人称为干淋浴，认为这种方法适用于全身肌肤，能使血气畅流，肌肤光滑、荣润。每晚用双手掌，从头到脚按摩一遍。此法对于神经衰弱，调节血压，消除疲劳有效。

（15）足心常搓：古人认为，涌泉为人之海底，常搓涌泉穴，能固肾暖腰，使诸阳上升，浊气下降，提神健脑。

方法：每晚入睡前，以左右手指指腹对左右脚心进行交替摩擦80～100次，能调精补肾。如配合药物，可治疗阳痿、遗精、早泄；如用大拇指切压涌泉、足三里穴，能改善睡眠。

（16）二便常禁言：古人认为便中应闭目禁言，守神入舌，气不能散。

方法：闭目养神，运气下行，增加腹内压，以顺利排便。为了调补中气，每当解空大便后，手垫纸往上推肛门数次，并用中、食指进行绕肛门环行按摩，先顺行7圈，后逆行7圈，有助于肛门周围血液循环流畅，防止血瘀成痔。

45. 饮茶可以预防中风

近年来有人报道，从茶叶中提取的一种棕色粉末——茶色素，对防治老年人动脉硬化相当有效，口服后有效率在80％以上。茶叶中的茶色素能刺激神经，振奋精神，扩张血管，加快血液循环，对人体的新陈代谢具有生物效应。特别是茶叶中的茶碱可以帮助溶解脂肪，可使血脂浓度下降，有解腻减肥之效。所以说，饮茶对中风的预防和治疗有一定的作用。但饮茶切忌太浓,以适口为宜,最好是饮用绿茶。

46. 早晨饮水对预防中风有益

中医学认为,水有助阳气,通经络的作用。现代医学认为,水是构成人体组织的重要成分,成人体重的 60％ 是水,体内新陈代谢都需要水参与才能完成,因此可以说,水是生命的"甘露"。

水对老年人更为重要,因为随着年龄的增长,体内固有水分和细胞中的水分逐渐减少,出现了慢性及生理性失水现象,这也是老年人皮肤干燥、皱纹增多的主要原因。此外,老年人体内水分减少,还使肠内正常的黏液分泌减少,粪便在肠内停留时间过久,导致粪便中细胞产生的有害物质在肠内堆积过多、过久,被人体吸收后会引起头痛、头晕、精神不振等症状。粪便中的毒素又是诱发肠癌的有害物质。

科学研究和实践证明,老年人每天早晨喝 1 杯温开水,并且做到持之以恒,对健康有如下作用。

(1)利尿作用:清晨空腹饮水 15～30 分钟后就有利尿作用,这种作用迅速而明显。

(2)帮助排便:清晨饮水可预防习惯性便秘。由于胃肠得到及时的清刷,粪便不会淤积、干结,因此不易发生便秘。

(3)排毒作用:我国大多数人有晚餐吃得丰富的习惯,造成晚餐动物蛋白质及食盐进入体内也相对较多。动物蛋白质在体内分解代谢会产生一定的毒性物质,应尽快排出体外。而绝大多数人不愿晚上多喝水,怕影响睡眠,以致尿液浓缩,有害物质重吸收,所以早晨起床应及时饮水,以便促进排尿。

(4)预防高血压和动脉硬化:目前认为,动脉硬化的发生与食盐中的钠离子在血管壁上沉积有关。若在早晨起床后马上喝杯温开水，可把头天晚餐吃进体内的氯化钠很快排出体外。平时饮水多、爱喝茶的人，高血压、动脉硬化发病率就低。反之，早晨吃干食，平时又无饮水习惯，到老年这些病的发病率就会相对增高。

饮水应以温开水为好，饮水量一般200～400毫升。过多饮水对胃不利，也影响早餐进食，故要适量。

47. 中风患者宜食哪些果蔬

水果中含有的微量元素及粗纤维对于维持机体代谢的平衡，保持大便通畅功不可没。不仅如此，许多水果还有降血压、降血脂等作用，对于中风后遗症患者来说是很有益处的。

（1）山楂：有消食化积，行气化瘀的功效，可以"化饮食，消肉积，癥瘕痰癖满吞酸，滞血痛胀"。山楂中含有柠檬酸、酒石酸、皂苷、果糖、山楂酸、维生素C等有益成分，具有消食、扩张血管、降血压、降血脂、抗心律失常等作用。

（2）西红柿：有清热解毒，凉血平肝的疗效，含有丰富的维生素C，含量之高是其他常见水果望尘莫及的。维生素C是胶原蛋白形成、组织修补、保持血管的完整性所必需的营养素。每天生吃一两个西红柿，对于改善血管功能、防治高血压很有益。

（3）香蕉：有清热利尿、降压通便的作用，对于没有糖尿病的中风后遗症患者而言，香蕉的确是既能享口福又有益身体的好食物，可以经常食用。香蕉含有丰富的钾元素，有助于降血压，还有良好的润肠作用，可以有效减少因便秘引起的突然血压升高而致中风。

（4）黑木耳：研究发现，黑木耳所含的多种成分对稳定血压、预防动脉粥样硬化有确切的效果。时常泡点黑木耳加上点瘦肉做碗汤，又好喝又治病。

（5）海洋植物：像海带、紫菜、裙带菜等，中医学认为它们有软坚散结的功效，还能降血压，夏天上一盘凉拌海带丝，既美味又可口。

48. 坚持锻炼对防治中风有益

（1）运动不但能增强体质，提高抗病能力，延缓衰老，还能够降低低密度脂蛋白胆固醇，增加高密度脂蛋白胆固醇，起到防治动脉硬化的作用。同时长期锻炼能降低体重，防止肥胖。

（2）运动能提高人体免疫功能，改善肌肉血液循环，可使关节灵活性增加，肌肉强壮，步态稳健而有力。对已有偏瘫的患者，能够防止肌肉萎缩，关节畸形。

（3）长期参加运动锻炼，使心脏功能增加，血管弹性功能改善，促进全身的血液循环，提高脑的血流量，对脑血管疾病的发生起到预防作用。

（4）愉快的娱乐活动，如跳交谊舞、跳健美操、打太极拳、扭秧歌等运动，能使中老年人更富有青春活力，精神上感到轻松愉快，心情舒畅，并能消除脑力疲劳和心理紧张，对预防中风有一定的作用。

（5）锻炼可降低血压，扩张血管，使血流加速，并能降低血液黏稠度和血小板聚集，从而可以减少血栓形成。

（6）坚持运动还能改善已患中风患者的悲观情绪，对疾病的治疗增强信心，对促进功能恢复起到调节作用。

第1法 中风饮食疗法

1. 何谓饮食疗法

利用食物进行预防和治疗疾病的方法,叫作饮食疗法,又称食物疗法。这种方法具有取材便利,简单易行,疗效显著,安全无毒,服无痛苦,不花钱或少花钱,不出家门就可自疗等优点。

2. 根据中医特点正确应用饮食疗法

(1)首先确定疾病的性质,也就是说对疾病要有明确的诊断。

(2)在明确诊断的基础上,根据疾病的情况选择适当的食物。

(3)中医学认为,食物分为酸、苦、甘、辛、咸五味。五味入五脏,即酸入肝,苦入心,甘入脾,辛入肺,咸入肾。根据这些认识,可用不同的味去补相应脏器的不足。但是也不能过度,太过了则产生相反的作用,如过咸伤肾,过酸伤肝,过甜伤脾等。

古人还有"以类补类"的说法,即以肝补肝,以心补心,以肺补肺,以肾补肾等。如夜盲症,中医学认为肝开窍于目,食用动物的肝脏可补人之肝以明目。

(4)不同的疾病适宜不同的饮食。据元代忽思慧的《饮膳正要》记载:肝病,宜食粳米、牛肉、葵、枣之类;心病,宜食小豆、狗肉、李、韭之类;脾病,宜食大豆、猪肉、粟、藿之类;肺病宜食小麦、羊肉、杏、薤之类;肾病,宜食黄黍、鸡肉、桃、葱之类。又据宋代医家陈直的《奉亲养老新书》载:气虚之人,宜食牛乳、猪肚、羊肉、羊肝、粳米、胡麻油等;眼病患者宜食羊肝、猪肝、鸡肝、鸡蛋、芡实、粳米、莲子等;虚劳患者,宜食牛乳、牛油、母鸡、羊肾、鹿肾、羊骨髓、羊肉、鸡蛋、山药、粳米、蜂蜜、大枣、小米等;耳聋耳鸣患者,宜食猪肾、羊肾、鲤鱼脑、粳米、大葱等;脾胃虚弱,宜食白面、小米、生姜、羊肉、羊血、鸡肉、猪肚、鲫鱼、大葱等;发热烦渴,宜食大麦、小麦、粳米、青豆、冬瓜、牛乳、野鸡等;泻痢,宜食黍米、青粱米、粳米、黑豆、鸡肉、鲫鱼等;水气,宜食鲤鱼、水牛肉、薏苡仁、赤小豆、青粱米、大豆、粳米等;喘嗽,宜食大枣、青粱米、蜂蜜、甘蔗汁、砂糖、鹿骨髓等;脚气,宜食粳米、薏苡仁、栗子、菠菜、猪肚、猪肾、鲤鱼、乌鸡、水牛肉等;诸淋,宜食白蜜、藕汁、小麦、青豆、葵菜、葡萄汁等;诸痔,宜食鲤鱼、杏仁、野猪肉、鲇鱼肉等;诸风(脑血管疾病),宜食黑豆、大豆、青粱米、大蒜、乌鸡、薏苡仁、生姜、白羊头等。根据这些前人的经验可在食疗时作为参考。

(5)在使用饮食疗法时,应注意饮食禁忌。

3. 饮食疗法的禁忌证

食物疗法总体上说没有禁忌证,但有些病症对某一类饮食是不适宜的。如古人认为:辛走气,气病勿多食辛;咸走血,血病勿多食咸;苦走骨,骨病勿多食苦;甘走肉,肉病勿多食甘;酸走筋,筋病勿多食酸。古人还认为:肝病应禁食辛,心病应禁食咸,脾病应禁食酸,肺病应禁食苦,肾病应禁食甘。

有些书说得更为具体,如葛洪的《肘后方》认为,痢疾应禁食猪肉和冷水。孙思邈的《千金方》和王焘的《外台秘要》均认为,消渴病(包括糖尿病)应禁食猪肉、油炸物及肥肉。贾明的《饮食须知》认为,水肿病应忌盐。《外台秘要》认为,黄疸病应忌食猪肉、羊肉、酒、醋、冷水、蒜、葱。《小儿卫生总微论方·食忌论篇》认为,孕妇不能吃螃蟹、豆酱、藿香及生姜;小儿不可多吃栗子、蕨菜、芡实、黍米、荞麦、鲟鱼、炒豆、猪肉等。这些饮食禁忌,可作为食疗的参考。

还有个别人,对于某种食物会引起反应,如有人吃鸡蛋即腹痛,有人吃花生则腹痛。像这样对某人能引起不良反应的食物,应列为该人的食疗禁忌。

4. 饮食疗法的注意事项

(1)注意保护脾胃功能:中医学认为,"脾胃为后天之本,为生化气血之源"。脾胃如果健康了,其他疾病的恢复也就有了希望。所以在施行食疗时,应时刻注意调理和保护脾胃功能。

(2)注意饮食时间:古人主张"早饭要好,中饭要饱,晚饭要少",也就是"朝不可虚,暮不可实"之意。饮食要定时,饭前要保持精神愉快,吃饭时不要看书和看报,以免影响食欲和消化功能。

(3)注意进食的数量与质量:一般来说,患者的脾胃功能较弱,所以古人曾提出"宁少毋多,宁饥毋饱,宁迟毋速,宁热毋冷,宁零毋顿,宁软毋硬"六要诀。总之,食疗应以营养丰富而全面、容易消化吸收的饮食为宜。

(4)注意饮食宜忌:患者最好的饮食是牛奶与粥。牛奶性平,可补血脉、益心气、长肌肉,令人身体健壮,肌肤润泽,目光敏锐。粥能宽肠胃,生津液。如粥中加入有治疗作用的食品或药物,则可治疗多种疾病。如粥中加入莲子成为莲子粥,可治疗心神不宁;加入山药则成山药粥,可以补脾肺,治咳喘,疗虚劳;加入薏苡仁,则成薏苡仁粥,可治疗手足挛急疼痛、腹泻和脾虚水肿;加入大枣、黄芪,则成黄芪大枣粥,可治疗气血不足、脾虚泄泻、水肿和慢性肝炎等。陆游曾有《食粥》诗一首:"世人个个学长年,不知长年在目前。我得宛丘平易法,只将食粥致神仙。"张安道曾著《粥经》一书,对粥的种类、用法、益处等论述甚详。

在食疗时,还应注意饮食禁忌。过咸或刺激性食物,对患者多不适宜。过咸能泻肾水、损真阴,大热辛辣之味能损元气,而油腻食物则不宜消化,患者均不宜食用。

5. 常用饮食疗法之仙汤

燕窝鸡汤

【原　料】　干燕窝15克,食用碱少许,鸡清汤1 000毫升,食盐适量。

【制　作】　①将燕窝放入温水中泡软(约泡15分钟),轻轻捞出,用镊子择净燕窝上的黑毛和草根,再用温水洗去灰尘(洗时要用手捏着洗,不可揉搓,否则易碎);用500毫升开水把少许食用碱泡开,放入洗过的燕窝,用筷子慢慢挑动一下,泡5分钟后捞出,接着用1 000毫升开水泡5分钟,燕窝就涨发起来。然后取1 000毫升开水,晾到八成热,把泡过两次的燕窝放入再泡4分钟,以去净碱分,捞出挤净水。②把锅(或汤勺)放在旺火上,放入鸡清汤,加食盐适量,煮开后撇去浮沫,倒在大汤碗里,把燕窝放入即成。

【功　效】　补益肺胃,补气清热。此汤燕窝洁白,质地软嫩,汤色浅黄,清澈见底,味道鲜美,营养丰富,四季皆宜。适用于中风后肺阴虚患者,症见干咳、咯血、盗汗、潮热、失眠等。健康人食用能使精力充沛,消除疲劳,防病强身。

如意鱼头汤

【原　料】　鳙鱼头2只(重约750克),大个嫩萝卜500克,清汤1000毫升,生姜1块,生葱3根,料酒、食盐、味精、胡椒粉、香油各适量。

【制　作】　①将鳙鱼头挖去鳃,洗净,沥水,对半剖成两片,再改成块。②生姜刮去外皮,洗净,部分切成末,其余拍松为块;生葱择洗干净,1根切成葱花,2根打结。③大嫩萝卜刷洗干净,削去外皮,改成2厘米见方的大丁5块,逐块在丁的四个面上均匀切上两刀,深度为其厚的1/2,然后用手掰开方丁,即分成两个如意丁,逐块做完。④锅置旺火上,加入清水、姜块、葱结、料酒,煮沸后加入鱼头块略烫,取出沥干,放入大汤碗里,加入姜末、料酒、胡椒粉、食盐拌匀,再加入清汤、如意萝卜丁待用。⑤净锅置火上,加入清水,上屉用大火煮沸后放入装鱼头的大汤碗,盖好屉盖,用大火蒸约15分钟,蒸至熟透取出大汤碗,调入食盐、味精,点上葱花,再淋上香油即成。

【功　效】　祛风平肝,清脂利湿。适用于肝阳上扰所致高血压病、血栓形成等病症。

【说　明】　鳙鱼为四大家鱼之一,硬骨鱼纲,鲤科淡水鱼类,又称鳙头鲢、包头鱼、胖头鱼、黑鲢、花鲢、黄鲢、大头鱼、包公鱼、松鱼、红鲢等。其肉质似鲢鱼,但较鲢鱼为佳。

党参牛膝牛肉汤

【原　料】　牛骨 1 500 克,党参 50 克,怀牛膝、胡桃肉各 100 克,生姜 4 片,大枣 10 枚,食盐、味精各少许。

【制　作】　①牛骨洗净后斩碎,生姜洗净,同放入滚水锅内,用大火煮滚,改小火煲 2～3 小时,汤成去渣。②胡桃肉(去衣)、党参、怀牛膝、大枣(去核)洗净,放入牛骨汤中,煲 1 小时,加入食盐、味精调味即可。

【功　效】　补益脾肾,强身健骨。适用于肝肾不足之腰膝无力,筋骨痿软;或中风后偏瘫,肢体痿软乏力,步履失健;或先天不足之发育迟缓,站立无力,脚软行慢,可用于小儿发育不良、小儿麻痹后遗症之下肢痿软。

鳝鱼粉丝汤

【原　料】　熟鳝鱼脊背肉 300 克,水发粉丝 100 克,水发海米 50 克,鳝鱼骨清汤 600 毫升,青菜心、食盐、味精、料酒、胡椒粉、葱姜汁、香油各适量。

【制　作】　①将熟鳝鱼肉切成 4 厘米长的段,入沸水中略烫捞出,青菜心切成 3 厘米长的段。②炒锅置旺火上,加入鳝鱼骨清汤,水发粉丝炖 5 分钟,然后加入鳝鱼肉、水发海米、食盐、味精、料酒、胡椒粉、葱姜汁,煮沸后撇去汤面浮沫,加入青菜心,淋入香油搅匀,起锅盛入汤碗内即可。

【功　效】　鳝鱼肉鲜嫩,粉丝爽滑,汤汁醇浓清鲜。补脾益肾,活血通络。适用于脾肾久虚所致中风四肢无力、腰背酸痛、食欲不振及偏瘫、手足麻木者。

黄芪川芎鳝鱼汤

【原　料】　黄芪30克,川芎10克,鳝鱼(黄鳝)450克,生姜3片,食盐、味精各少许。

【制　作】　将鲜活鳝鱼宰杀,去内脏,洗净,切丝;黄芪洗净,用纱布包好备用。将黄鳝丝、黄芪、川芎药包和姜共放入砂锅内,加水适量煮熟,起锅前调入食盐、味精,可口即成。食时弃药包,吃肉喝汤。

【功　效】　此汤味鲜汤美。补血生血,祛湿通络。适用于因气血虚衰所致的中风偏瘫,少气懒言,头晕眼花,体倦乏力等症。

【说　明】　黄鳝不同于白鳝,黄鳝生长于塘、湖及水田中;白鳝生长于江河中。白鳝体大,肉鲜美,但血清有毒,制作补膳时务必将血洗净。并忌用死白鳝,以鲜活者为好。

怀杞鹿筋炖双蹄汤

【原　料】　鸡脚8只,猪脚2只,鹿筋50克,怀山药100克,枸杞子25克,生姜3片,大枣5枚,食盐、胡椒粉、味精各少许。

【制　作】　①鸡脚用滚水拖过,去皮、爪甲,洗净;猪脚刮净毛,去蹄甲,斩件;一齐放入滚水中,武火煮10分钟,取出用清水反复漂过;鹿筋用温水泡软,放入滚水锅略煮,除去异味,切断,洗净;怀山药、枸杞子、生姜、大枣(去核)洗净。②把全部用料放入炖盅内,加滚水适量,加盖,隔水文火炖3小时,加入胡椒粉、食盐、味精调味即可。

【功　效】　补肾壮阳,强壮筋骨。适用于风邪外袭,肾阳不足之腰膝酸软,步履不健,筋络挛缩;或中风后肢体痿软乏力,偏瘫或产后受风,下肢痿软等病。

羚羊角天麻海参汤

【原　料】　羚羊角丝(代)4 克,天麻 12 克,已发海参 500克,陈皮 10 克,猪肉 120 克,食盐少许。

【制　作】　①羚羊角丝用一干净纱布袋盛载备用;已发海参和猪肉分别用清水洗干净;天麻和陈皮分别用清水洗净;生姜用清水洗干净,刮去姜皮,切两片。②瓦煲内加入适量清水,先用大火煲至水滚,然后放入以上全部材料,候水再滚起,改用中火继续煲 3 小时左右,以少许食盐调味,即可饮用。

【功　效】　此汤有滋肾阴、息肝风、清热解痉的作用。适用于肝脑风动所致的高血压头痛,两目斜视、上翻,颈项强直,四肢抽搐等病症。

【注　意】　身体虚弱、脾胃虚寒之人不宜饮用。

红参猴头汤

【原　料】　猴头菌 150 克,红参 30 克,嫩鸡肉 250 克,胡椒粉 2 克,小白菜心 100 克,细葱、生姜、料酒、味精、食盐、清汤各适量。

【制　作】　①将猴头菌洗净后用温水浸泡约 30 分钟,捞出削去底部的木质部分,再洗净后切成大片,发泡猴头菌的水用纱布过滤,备用。②鸡肉洗净后剁成约 3 厘米长、1.5 厘米宽的长方条;红参用温水洗后切成薄片;细葱、生姜均切成细节;小白菜心用清水洗净,待用。③锅烧热下入猪油,投入红参片、鸡块、姜、葱共煸炒后,放入料酒、食盐、发猴头菌的水和少量清汤,用大火煮沸后,再用小火煮约 1 小时,然后下入猴头菌片再煮半小时,撒入胡椒粉和匀。④先捞出鸡块放在碗底部,再捞出猴头菌片盖在上面;汤中下入小白菜心,略煮片刻,调入味精,舀入碗内即成。

【功　效】　补气养血,益脑强身。适用于脾肺气虚所致的中风痴呆,神疲气短,形体消瘦、四肢无力、食欲不振、腹胀便溏、久咳声低、动则喘息、常自汗出、容易感冒等。

山药枸杞猪脑汤

【原　料】　怀山药 25 克,枸杞子 15 克,猪脑 2 副,白胡椒 10 克,味精、食盐各少许。

【制　作】　将怀山药洗净并切片,枸杞子、猪脑洗净,剔去猪脑上的红筋。然后一齐入锅加入适量水炖煮,煮熟后加入味精、食盐、调味后即可食用。

【功　效】　汤味醇厚,口感嫩美。具有健脑益脾、滋肾补肝之功效。适用于肝肾阴亏而致中风早衰、智力下降、反应迟钝、痴呆及时常头晕目眩者。

鸽蛋烩银耳汤

【原　料】　干银耳 30 克,鸽蛋 12 个,火腿末 15 克,鸡汤 1 500 毫升,食盐 6 克,料酒 15 克,熟猪油 15 克,味精、胡椒粉、香菜叶各少许。

【制　作】　①银耳用温水泡涨,洗净,开水汆一下,再用清水泡后蒸熟;香菜叶洗净;火腿切末。②取 12 个圆形铁皮模子,内壁抹上猪油,将鸽蛋打破倒入,上面放一片香菜叶和少许火腿末,蒸 5 分钟取出,泡在冷水中。③将鸡汤煮开,下入料酒、食盐、胡椒粉,把银耳放入鸡汤内,再把鸽蛋放入鸡汤内,最后放入味精,装碗即成。

【功　效】　润肺和胃,补肾益气。适用于肺肾两虚而致中风后腰膝酸软、疲乏无力、心悸头晕、气短等患者。

6. 常用饮食疗法之仙粥

粟米杞肉粥

【原　料】　粟米 100 克,枸杞子 20 克,猪瘦肉 50 克,姜丝、香油、食盐、味精各适量。

【制　作】　①枸杞子洗净;猪瘦肉洗净,剁成肉蓉。②粟米淘净,加水 1000 毫升,大火煮开后,加入枸杞子、猪肉蓉和姜丝,转用小火慢熬成粥,下食盐、味精,淋香油,调匀即成。

【功　效】　此粥补肝益肾,健脾和胃。适用于中风后痴呆症者。

猪胰白蒺藜粥

【原　料】　猪胰 100 克,白蒺藜 30 克,粳米 100 克。

【制　作】　将白蒺藜水煎煮汁;猪胰切小丁,与粳米同用煎汁煮粥,熟透后加食盐、葱末、味精调味,分 2 次服食。

【功　效】　此粥滋阴润燥,疏风止痒。适用于中风后高血压,伴有头晕健忘,或心悸失眠或潮热汗出、口干等症。

杞菊药龟粥

【原　料】　枸杞子、山药各 15 克,菊花、山茱萸、熟地黄、女贞子各 10 克,乌龟 1 只(重约 300 克),猪胴骨 250 克,粳米

100 克,姜丝、香油、食盐、味精各适量。

【制　作】　①各药分别洗净,同装于纱布袋中,扎紧袋口。②龟剖净,砍成小块;猪胴骨洗净,敲裂。③粳米淘净,加水1 200毫升,大火煮开后,加入龟块、猪胴骨、药纱袋和姜丝,转用小火慢熬成粥,取出药纱袋,下食盐、味精,淋香油,调匀即成。

【功　效】　此粥滋补肾阴。适用于中风后眩晕症,症见精神萎靡,腰膝酸软,五心烦热者。

天麻钩藤粥

【原　料】　天麻、钩藤、菊花、杜仲各10克,桑寄生15克,石决明20克,粳米100克,白糖适量。

【制　作】　①石决明敲碎,加水400毫升,先煎20分钟,再下各药同煎20分钟,去渣过滤,收取浓汁。②粳米淘净,加水800毫升,大火煮开后,转用小火慢熬成粥,下药汁和白糖,调匀即成。

【功　效】　此粥滋阴潜阳,平肝息风。适用于中风后眩晕耳鸣,肢麻震颤,口燥咽干,失眠健忘者。

天麻猪脑粥

【原　料】　天麻10克,猪脑1个(要取健康猪的猪脑,趁热鲜用),粳米250克。

【制　作】　上2味加清水适量,煮成稀粥,以猪脑熟为度。

【功　效】　祛头风,镇静,镇痛。适用于中风后高血压,动脉硬化,梅尼埃病及脑血管意外所致的半身不遂等。

磁石粥

【原　料】　磁石 30～60 克,粳米 100 克,生姜、大葱各少许(或加猪腰子,去内膜,洗净切细)。

【制　作】　将磁石捣碎,入砂锅内煎煮 1 小时,滤汁去渣,加入粳米(或加少量猪腰)、生姜、大葱,同煮为粥。

【功　效】　此粥养肾气,强筋骨,重镇安神。适用于中风后高血压、心悸、失眠、耳鸣耳聋患者服用。

归芪桃红粥

【原　料】　当归、黄芪、党参、核桃仁、红花、石菖蒲、郁金各 10 克,粳米 100 克,红糖适量。

【制　作】　①各药分别洗净,加水 250 毫升,煎半小时,去渣收取浓汁。②粳米淘净,加水 800 毫升,大火煮开后,转用小火慢熬成粥,下药汁和冰糖,至红糖溶化。

【功　效】　此粥益气活血,祛瘀开窍。适用于中风后气血瘀型痴呆症,症见神情淡漠,反应迟钝,健忘易惊,舌有瘀斑者。

桂圆藕片粥

【原　料】　桂圆肉 30 克,藕 100 克,糯米 1/2 杯,糖适量。

【制　作】　①将桂圆肉清洗一遍;藕洗净,去皮,切成薄片。②糯米洗净,浸泡 2 个小时,在深底锅内放入桂圆、藕、糯米,加入 7 杯水,大火煮开,至米、藕熟烂。③加入适量糖,即可食用。

【功　效】　开胃益脾,养血安神,壮阳益气,补虚长智。

适用于中风后痴呆，智力减退，或肿瘤患者的康复调理。

人参茯苓粥

【原　料】　人参 10 克，茯苓粉 30 克，生姜 2 片，粳米 100 克，鸡蛋（取清）1 只，食盐少许，清水适量。

【制　作】　①将人参切成薄片，粳米淘洗干净。②取砂锅放入清水，加入人参、茯苓粉，浸泡约 1 小时，再加入生姜，上大火煮沸后，改用小火煨煮约 1 小时，滤去药渣，加入粳米，熬煮至粥成，打入鸡蛋清搅匀，用食盐调味即可。

【功　效】　补心气，益脾胃，安精神。适用于心气虚弱，倦怠乏力，脾虚食少，日渐虚羸，神经衰弱，失眠健忘，是常用补益粥品，一年四季均可间断常食。

黄芪牛肉粥

【原　料】　浮小麦、生黄芪各 30 克，牛肉、粳米各 100 克，大枣 10 枚，山药 15 克，食盐、姜各适量。

【制　作】　先将黄芪、山药、浮小麦、大枣放入砂锅内，加水适量，煮 30 分钟捞出渣，加入粳米，煮熟成稀粥，再放入牛肉片及调味品，煮至肉熟即可。

【功　效】　益气固表，调和营卫，止汗。适用于中风偏瘫、体虚自汗症。

7. 常用饮食疗法之菜谱

杜仲炒腰花

【原　料】　炙杜仲 12 克，料酒 25 克，猪腰 250 克，葱、大蒜、生姜、味精、食盐、酱油、醋、白糖、花椒、猪油、菜油及水豆粉各适量。

【制　作】　①将猪腰对剖两半,片去腰臊筋膜,切成腰花状;将炙杜仲放锅内,加清水适量,熬出药汁约50毫升;将姜切成片,葱切成节备用。②取药汁的一半,加入料酒、豆粉和食盐,并将其拌入腰花内,再加白糖、酱油,混匀待用。③将锅放在炉上,在大火上烧热,倒入猪油或菜油烧至八成热,先放入花椒,再放入腰花、葱、生姜及蒜,快速炒散,加味精,翻炒即成。

【功　效】　补肾填精,强筋壮骨。适用于中风后肾虚腰痛,步履不稳,老年性听力减退及高血压病。亦可作为水肿、小便不利及遗精等患者的辅助治疗药膳。

豆芽雪菜豆腐

【原　料】　黄豆芽250克,豆腐200克,雪里蕻100克,食盐3克,葱花5克,豆油50毫升,味精2克。

【制　作】　①黄豆芽洗净,豆腐切成小丁,雪里蕻洗净后切丁。②锅内放油烧热,放入葱花煸炒,再放入黄豆芽,炒出香味时加适量水,在大火上煮开,待豆芽酥烂时,放入雪里蕻、豆腐,改小火炖10分钟,加入食盐、味精即可。

【功　效】　此菜有益气和中,生津润燥,滋养健身的作用。适用于中风、高血压、高血脂、动脉硬化、肥胖症等患者。

素炒洋葱花

【原　料】　洋葱400克,酱油、食盐、料酒、食醋、白糖、豆油各适量。

【制　作】　①将洋葱切去根,剥去外衣,洗净,切丝。②炒锅放油,烧热后倒入洋葱丝煸炒,加入料酒、酱油、食盐、白糖,再煸炒一下,即可起锅装盘。

【功　效】　此菜有清热化痰,解毒利尿,降压降脂之功效。适用于中风后高血压、冠心病、咳嗽痰多、小便不利、高胆固醇症、动脉硬化症、肥胖等患者。

扒三菇

【原　料】　鲜蘑菇150克,鲜草菇150克,水发香菇150克,青菜心、食盐、味精、料酒、白糖、胡椒粉、菜油、淀粉、鲜汤、香油各适量。

【制　作】　①香菇去杂,洗净,挤干水分,放入碗内,加入鲜汤、白糖。②蘑菇、草菇去杂,洗净,放入沸水中焯片刻捞出备用。③炒锅放油,待油烧至五成热时,把三菇下锅,加入料酒、鲜汤、酱油、白糖、味精、胡椒粉煮沸,煮至三菇入味,用湿淀粉勾芡,淋入香油,推匀后起锅装盘。④菜心下油锅煸炒片刻,再下锅加食盐、鲜汤,煮至放味后捞起,围在三菇周围即成。

【功　效】　此菜有补益脾胃,降压降脂,抗癌之功效。适用于中风后高血压、高脂血症、体虚精血不足、脾胃虚弱,以及高胆固醇、癌症等患者。

素炒大白菜

【原　料】　大白菜250克,植物油10克,酱油25克,姜丝少许,食盐2克。

【制　作】　①白菜洗净后切段,姜洗净后切丝。②把油锅热后先放进姜丝,随即把切好的大白菜放入,用大火快炒至半熟,放入酱油、食盐等再略煮即成。

【功　效】　此菜有解热除烦,通利肠胃之功效。适用于中风后高血压、冠心病、肥胖症、脑血管疾病、习惯性便秘,以及牙龈出血、坏血病、肾炎、肝炎等患者。

笋尖焖豆腐

【原　料】　干口蘑5克,干盐鞭笋干尖、干虾米各10克,豆腐200克,大葱、生姜各2克,食油、酱油各10克。

【制　作】　①先将口蘑、鞭笋尖、虾米等用温开水泡开,再切成小丁;泡虾米、口蘑的水留用。②将油熬热,先煸葱、姜,然后将豆腐放入急炒,再将切好的笋丁、口蘑丁等放入,并加入泡虾米和口蘑的水、酱油,再大火快炒,炒透即成。

【功　效】　此菜有清热消痰,利膈爽胃之功效。适用于中风后高血压、冠心病、肥胖症、肾炎、术后恢复期、肺热咳嗽痰多、胃脘胀满、二便不利等患者。

素焖扁豆

【原　料】　扁豆200克,食油10毫升,甜面酱5克,食盐、蒜片、生姜各2克。

【制　作】　①将扁豆洗好,从两端撕下老筋,理好后切成两段;姜切成末。②热好油锅,将扁豆放入略炒,即加些水与甜面酱及食盐等调匀,用小火焖软,再加入蒜片、姜末等,用旺火快炒一下即成。

【功　效】　此菜有化清降浊,降血糖之功效。适用于中风后高血压、冠心病、肥胖症、糖尿病、高胆固醇血症、急性肾炎、术后恢复期、妇女白带症等患者。

菊花香菜煮茄子

【原　料】　菊花 50 克,茄子 1 000 克,黄豆腐 100 克,香菜 100 克,酱油 10 克,食盐 5 克,牛肉汤 200 毫升,芝麻酱 50 克,食醋 10 克,料酒 10 克。

【制　作】　①茄子带皮切成滚刀块,放水盆中泡 30 分钟去其黑色。锅中放入适量水及洗净的菊花煮 20 分钟,然后放入牛肉汤及茄子煮 20 分钟。②黄豆用凉水泡软、煮熟,放入锅中与茄子同煮,倒入酱油、食盐、芝麻酱、醋及料酒,翻炒均匀,撒上香菜即可。

【功　效】　此菜有清热解毒,消肿止痛之功。适用于中风后高血压、神经痛、胃溃疡、减肥等患者。

鲜蘑烧菜花

【原　料】　鲜蘑菇 300 克,菜花 500 克,大葱 10 克,生姜 2 克,食盐 6 克,味精 2 克,湿淀粉 20 克,猪油 40 毫升,香油 3 克,鸡汤 100 毫升。

【制　作】　①将每个鲜蘑去根,切成二三片,用沸水焯一下,捞出后用冷水冲凉;菜心切成长 3 厘米的段,用开水焯一下,再用冷水冲凉;葱、姜切丝。②将锅置中火上,加入猪油,烧至八成热时加入葱、姜炝锅,投入鲜蘑、菜花、食盐、鸡汤、味精,煮开后淋入湿淀粉勾芡,再淋入香油翻炒几下,盛入盘中即成。

【功　效】　此菜嫩滑鲜香,清淡可口。适用于中风后高血压、胆固醇高和身体肥胖等患者。

鲜蘑烧冬瓜

【原　料】　鲜蘑菇 150 克，冬瓜 200 克，西红柿 100 克，熟鸡油、食盐、味精、姜丝、水淀粉各适量，鸡汤 300 毫升。

【制　作】　①将冬瓜去子、皮，切成小方块，放入沸鸡汤锅中氽一下，捞出；鲜蘑菇洗净，入鸡汤中浸透捞出备用。②炒锅置中火上，倒入鸡汤 250 毫升，下冬瓜块、蘑菇，煮沸后用手勺撇去浮沫，放姜丝、食盐，用水淀粉勾芡，淋入熟鸡油，装盆，将西红柿洗净后切片，围在盆边上加味精即成。

【功　效】　此菜滑润清淡，含脂肪少，维生素 C 丰富。适用于中风后高血压、糖尿病、高脂血症等患者。

蘑菇炒三片

【原　料】　罐头蘑菇 1 听，荸荠 100 克，冬笋 50 克，大面包 1 只，食盐、味精、香油、湿淀粉、白酱油各适量，花生油 500 毫升，姜丝、味精各少许。

【制　作】　①将蘑菇用冷水洗净，去根，大个的切成两块；面包切成 0.5 厘米厚的长方片；荸荠去皮，冬笋洗净，均切成片。②锅置火上，倒入花生油 500 毫升，烧至七成热，放入面包片炸至金黄，出锅沥去油，放入盘中；锅又置火上，放花生油少许，下姜丝炸香，加入蘑菇块、冬笋片、荸荠片稍炒，加入清水 150 毫升，再加入食盐、酱油、味精各适量，煮沸，用湿淀粉勾芡，淋入香油，起锅装在盛有面包片的盘中即成。

【功　效】　此菜清素，不腻不肥。适用于中风后高血压、糖尿病、高血脂等患者食用。

8. 常用饮食疗法之药茶

健脑油茶

【原　　料】　牛骨髓 500 克,黑芝麻 150 克,核桃肉 150克,面粉 250 克,冰糖或食盐适量。

【制　　作】　①将牛骨髓、黑芝麻、面粉分别炒熟,芝麻、核桃肉捣碎;各味混和拌匀。②每次取 30 克,冲入沸水,按个人口味加盐或糖调味饮服。

【功　　效】　有补肾荣脑之功效。能减少脑动脉硬化,防治中风发生,增强大脑活动功能,起到健脑益智的作用。

【注　　意】　脾胃虚寒或湿热内盛,大便溏泻者,不宜饮用。

天麻竹沥饮

【原　　料】　天麻 10 克,鲜竹沥 30 克,白糖适量。

【制　　作】　①将鲜竹砍成 30～50 厘米的节,两端去节劈开,架起两端,中部用火烤,两端即有液体流出,以碗收集备用。②将天麻切薄片,放入铝锅中,加水适量,置武火煮沸,小火熬半小时,滗出药汁。③将白糖放入天麻汁中,加热待糖溶化后,加入竹沥即成。

【功　　效】　祛风,补虚,化痰。适用于中风,头痛,头晕,半身不遂,口眼㖞斜,语言不利等病症。

天钩茶

【原　　料】　绿茶 1 克,天麻 3～5 克,钩藤 3 克。

【制　作】　将天麻切成薄片,钩藤研成粗末,干燥储存备用。每次取天麻片、钩藤与绿茶放入杯中,用沸水冲泡大半杯,盖闷5分钟即可饮服。头汁饮完,略留余汁,再泡再饮,直至冲淡,弃渣。

【功　效】　平肝息风,潜阳定惊,祛风通络。适用于中风偏枯及肝肾不足引起的四肢麻木、震颤等症。

枸杞茶

【原　料】　枸杞子500克,食盐500克。

【制　作】　先将食盐炒热,后加入枸杞子炒至发胀时即得,筛去盐,取枸杞子备用。每次按红茶0.5～1.5克,枸杞子5～10克。配方加开水400～500毫升,分3次温饮;或直接用枸杞子加水500毫升,煮沸5分钟后加入红茶即可饮用,每日1剂。

【功　效】　益肝明目,滋肺补肾,养血。适用于中风偏枯及肝肾不足引起的四肢麻木、震颤等症。

荆芥浮萍茶

【原　料】　荆芥9克,蝉蜕9克,浮萍9克。

【制　作】　将上3味药磨成粗末,放入杯中,冲入沸水,代茶饮用,每日1剂。

【功　效】　疏风解表,和血止痛。适用于中风偏瘫及肝肾不足引起的四肢麻木、皮肤瘙痒及震颤等症。

小麦白术茶

【原　料】　浮小麦20克,白术15克,防风10克。

【制　作】　将上3味药水煎取汁,代茶饮用,每日1剂。

【功　效】　辛温解表,养血散寒。适用于中风偏瘫及肝肾不足引起的四肢麻木、心烦易惊及震颤等症。

枸杞子山楂茶

【原　料】　枸杞子、山楂片各25克。

【制　作】　将上2味药放入杯内,用沸水冲沏,代茶饮用,每日1剂。

【功　效】　滋阴补肾,活血化瘀,降血脂。适用于中风后肝肾不足引起的四肢麻木、肥胖及震颤等症。

山楂荷叶茶

【原　料】　山楂30克,荷叶10克。

【制　作】　将山楂制为粗末,与荷叶共置杯中,用沸水冲沏,代茶饮用,每日1剂。

【功　效】　清热降脂,破气行瘀。适用于肝肾不足引起的四肢麻木、平抑肝阳及震颤等症。

菊花茶

【原　料】　白菊花10克,绿茶3克。

【制　作】　将白菊花和绿茶放入杯中,用沸水冲沏,代茶饮用,每日2剂。

【功　效】　疏风散热,平肝明目。适用于中风后肝肾不足引起的四肢麻木、高血脂、高血压、震颤等症。

枸杞槐花茶

【原　料】　枸杞子 20 克,槐花 15 克。

【制　作】　将上 2 味药混匀,分 3 次放入杯中,用沸水冲泡,代茶饮用,每日 1 剂。

【功　效】　滋阴清热,凉血。适用于中风后肝肾不足引起的四肢麻木、高血脂及高血压及震颤等症。

第2法　中风药酒疗法

1. 何谓药酒疗法

药酒,又称酒剂,是用不同的40～50度白酒浸泡中药,将中药的有效成分溶解在酒中而成的。患者饮用药酒来治疗疾病,此种方法在我国已流传几千年,是很好的疗疾方法。药酒疗法是在中医理论指导下,选择适当的中药制成药酒,经内服或外用而起却病延年、防病疗疾作用的一种常用民间疗法。

酒有宣散药力、通经行络、活血调营、上窜巅顶、外达皮腠、旁通四肢的作用。药酒之方屡见不鲜,配方增多,适应证广,不仅可内服,也可外治。尤其值得提出的是伟大的医药学家李时珍(公元 1518—1593),对于药酒进行了全面的研究和系统的总结,在其所著之药学巨著《本草纲目》中,专列曲、酒、葡萄酒、烧酒、糟五项,多方搜集、考古证今、辨疑去误,详述酒之来源及酿造,广记药酒及酒方,据不精确统计,所列药酒方达 1 000 首以上,用于避疫及内、外、妇、儿、五官等多种急慢性疾病。药酒疗法运用方便、适应证广,受到患者的广泛欢迎。

2. 药酒的配制方法

(1)浸渍法

①冷浸法。将所用药物切碎或研为粗末,装入纱布袋,加适量白酒(或黄酒)密封共浸。浸渍天数,一般春夏 3～5 天,

秋冬7～9天,即可滤液使用。滤液后的药物可再入酒浸,此时酒可稍减,浸渍时间可稍增,也可几次滤液混和后使用。药渣晒干为末或糊丸用。冷浸法为常用之法。

②热浸法。将药物碎块或粗末放入罐中,加入适量白酒或黄酒密封,隔水或蒸气加热至沸,立即取下,倒入缸内密封7日左右取液使用,或取罐埋土中7日后滤液亦可。

(2)酿造法:先将所有药物煮汁,和曲、米适量酿酒,酒成后存放数月使用。此法目前已少用。

(3)煮法:以酒煎所用药物至3～4沸,去渣用酒,随用随煎。

(4)淬法:取所用药物(不粉碎)于火中烧红,即时入酒中淬之,取酒使用。

(5)淋法:将所用药物炒后,以酒淋之,取酒使用。

3. 药酒疗法的禁忌证

高血压、肝脏疾患、痔疮、维生素缺乏症(特别是B族维生素缺乏)、中医辨证属湿热及阳盛之疾,以及妊娠、小儿等禁用内服药酒;急慢性胃炎、心脏疾病慎用内服药酒;湿疹等禁外用药酒。

4. 药酒疗法的注意事项

(1)制造药酒的过程中要注意卫生,防止有害物质的污染,器具忌用铅、铝等制品。运用冷渍法时要经常摇荡,以使药味出尽;用煮法及热渍法时,时间不宜过久,以防酒气挥发。

(2)《黄帝内经》即有以酒为浆之戒,明代龚廷贤有《嗜酒丧身》专篇,清代王士雄对用酒更为谨慎,近代提倡少饮酒者更为多见。药酒虽由多种药物配制而成,但毕竟为含乙醇类物质,因而除掌握适应证外,即使是适应证也不可恣情纵饮,防止过量。临床上根据情况以小量开始,收效即止。饮酒过量可服青果汁、生藕汁、葛花饮、绿豆水、甘蔗汁、糖水、浓枳椇子(又名枳枣、鸡爪果等)水等解之。大醉不醒可用热豆腐遍体贴之,冷即换,至酒醒为度,也可灌服石葛汤(石膏150克,葛根、生姜各15克,共为粗末,每用15克水煎温服)。同时应结合药物内所含成分对症解之,甚者送医院诊治。

(3)酒后入房为古今之养生者所戒。因而在内服药酒后应慎房事。

(4)近代研究认为,饮酒影响人体维生素及一些微量元素的吸收和利用,因此在服用药酒期间,可结合药酒内所含药物等各方面的情况,综合考虑,酌情予以补充。

(5)世传药酒方颇多,可依个人病情及体质情况适当选用。另外,方中药量为参考用量,使用时可酌情变化。

(6)使用本法可适当配合其他疗法。作为养生防老使用者,尚可配合其他健身之术,如八段锦、太极拳之类,不可单靠药酒延寿。

(7)外用药酒不可内服,方中有剧毒药物时,在配制、使用过程中都要注意防止中毒。

5. 常用药酒疗法处方

濒湖白花蛇酒

【原　料】　白花蛇1条,羌活、当归身、天麻、秦艽各60克,防风30克,糯米酒1500毫升。

【制　作】　白花蛇取龙头虎口、黑质白花、尾有佛指甲、目光不陷者为佳。先以白酒洗,润透,去骨刺,取蛇肉 120 克,后 5 味药细磨,共入布袋,置容器中,加入糯米酒(即米酒),密封,放入盛水锅中,隔水煮 1 日,取出埋阴地下 7 日,过滤去渣即成。

【服　法】　每次服 30～60 毫升,每日 2 次。药渣取出曝干研末,酒糊为丸如梧桐子大,每服 50 丸,用药酒送服。

【功　效】　祛风止痉,活血通络。适用于肾虚风痰,阻络而致中风伤湿、半身不遂、肌肉麻痹、骨节疼痛及年久疥癣恶疮、风癫诸症。

【说　明】　忌食鱼、羊、鹅、面等物,切忌见风犯欲。

黄芪酒

【原　料】　黄芪、川芎、炙甘草、细辛、山茱萸、制附子、秦艽、干姜、当归、制川乌、人参各 90 克,独活、桂心、蜀椒、牛膝、白术、菝根各 9 克,防风 120 克,白酒(醇酒)8 000 毫升。

【制　作】　将以上 18 味药细磨,入布袋,置容器中,加入白酒,密封浸泡 3～7 日后,过滤去渣即成。

【服　法】　每日早晚各服 15～20 毫升。

【功　效】　补脾肾,祛风湿,舒筋活络,温经止痛。适用于产后中风偏枯,半身不遂,言语不利,疼痛时作。

八仙庆寿酒

【原　料】　川乌、草乌、当归、薄荷、炮姜、竹叶、陈皮、甘草各 30 克,陈醋 500 毫升,河水、井水各 1 000 毫升,红糖 1 000 克,烧酒 5 000 毫升。

【制　作】　将前8味药物研成细末,装入粗布袋,放入酒坛,加入酒、醋、糖及水,密封浸泡7日,然后隔水加热2小时,待冷后去掉药袋,滤清备用。

【服　法】　每次饭前服10毫升,每日3次。

【功　效】　活血祛风,散寒健脾。适用于肾精不充,风痰上扰而致风寒筋骨酸痛、屈伸不利、半身不遂等症。

【说　明】　孕妇忌服。

白花蛇药酒

【原　料】　白花蛇肉30克,全蝎6克,当归、防风、羌活、白芷、天麻、赤芍、甘草、鸡血藤、乳香、颧筋、没药、红花、菊花、木瓜各15克,马钱子(炙)、血竭各9克,白酒2 500毫升,白糖1 000克。

【制　作】　将一条蛇去头、尾各3寸,用白酒浸后去骨刺取净肉,再将后17味药装入纱布袋里,与白酒、白糖共置入罐内,密封后放入锅中煮沸3小时,待凉后去渣即成。

【服　法】　每日早晚各服1次,每次15～20毫升。

【功　效】　通经活络,祛风除湿。适用于肾精不充,风痰上扰而致中风后半身不遂、口眼㖞斜;或风寒湿痹有筋挛足痿,肢体不仁,关节疼痛等症状者及恶疮疥癞。

【说　明】　孕妇忌服。

健足酒

【原　料】　当归、炒白芍、生地黄、牛膝、秦艽、木瓜、黄柏(盐炒)、杜仲(姜炒)、防风、陈皮各50克,川芎、羌活、独活各40克,白芷35克,槟榔25克,肉桂、甘草各10克,油松节25

克,白酒1 500毫升。久痛者加制附子、苍术(炒)40克。

【制　作】　将以上18味药切碎,入布袋,置容器中,加入白酒,密封,放入盛水锅中,隔水煮1小时,取出,浸泡3日后,过滤去渣即成。

【服　法】　每次服30～50毫升,日服2次,或随量饮之。

【功　效】　祛风除湿,舒筋活络。适用于肾虚风动,老年痰阻而致瘫痪腿痛、手足麻痒、不能移动。

牛膝酒

【原　料】　牛膝、秦艽、薏苡仁、独活、制附子、五加皮、桂心、丹参、杜仲、酸枣仁、淫羊藿各30克,天冬45克,细辛15克,晚蚕沙(微炒)60克,白酒10 000毫升。

【制　作】　将以上14味药细磨,入布袋,置容器中,加入白酒,密封浸泡7日后,过滤去渣即成。

【服　法】　不拘时,每次温服10～15毫升,常令酒气相接为佳。

【功　效】　祛风湿,补肾阳,舒筋活络。适用于肾虚风动,老年痰阻而致妇人中风偏枯、半身不遂、顽麻不仁、筋脉拘急、不能运动。

独活牛膝酒

【原　料】　独活、肉桂、防风、制附子、牛膝各30克,火麻仁(炒香)、川椒(炒出汗)各50克,白酒1 500毫升。

【制　作】　将以上7味药捣碎,置容器中,加入白酒,密封,浸泡7日(以药力尽为度),过滤去渣备用。

【服　法】　每次温服30～50毫升,每日饭前及临睡前各服 1 次。

【功　效】　祛风除湿,温经通络。适用于肾虚风动,老年痰阻而致中风半身不遂、骨节疼痛。

石楠防风酒

【原　料】　石楠、独活各 20 克,防风 15 克,茵芋、制川乌、肉桂各 9 克,制附子 10 克,牛膝 6 克,白酒 750 毫升。

【制　作】　将以上 8 味药捣碎,置容器中,加入白酒,密封浸泡 7 日后,过滤去渣,即可服用。

【服　法】　每次服 10～15 毫升,每日 2 次。

【功　效】　祛风湿,活血脉,壮筋骨,温中止痛。适用于肾虚风痰,阻络而致半身不遂、筋脉拘挛、肢体疼痛、腰脊不能俯仰、肚腹冷痛等。

黄芪健身防病酒

【原　料】　黄芪、独活、山茱萸、桂心、蜀椒、白术、牛膝、葛根、防风、川芎、细辛、制附子、炙甘草各 90 克,大黄 30 克,干姜 75 克,秦艽、当归、制乌头各 60 克,白酒 8 000 毫升。大虚者,加肉苁蓉、玉竹、石斛各 60 克;多忘者,加石菖蒲、紫石英各 60 克;心下有水气者,加茯苓、人参各 60 克,山药 90 克。

【制　作】　将以上 18 味药共捣碎,置容器中,加入白酒,密封浸泡 10 日后,过滤去渣即成。

【服　法】　每次服 10～50 毫升,渐渐增之,每日 3 次。

【功　效】　补肝肾,祛风淡,活血通络。适用于肾虚风痰,阻络而致大风虚冷、脚肿满、主百病。

牛膝人参酒

【原　料】　牛膝 30 克，人参 20 克，黄芪 20 克，生地黄 20 克，山茱萸 25 克，制附片 20 克，巴戟天 25 克，五味子 20 克，五加皮 25 克，肉苁蓉 25 克，防风 25 克，肉桂 15 克，川椒 10 克，海风藤 15 克，川芎 15 克，白酒 2 500～3 000 毫升。

【制　作】　将以上诸药捣碎，用细纱布装好，扎紧口，置于酒坛或酒瓶中，倒入白酒，加盖密封，放置阴凉干燥处，每日摇晃几次，经 10～15 天后，即可开封澄明取饮。

【服　法】　每日早晚各温服 15～20 毫升。

【功　效】　温肝益气，强筋壮骨。适用于肝阳亏虚，气血不足，或兼夹风寒所致的腰膝酸冷、阳痿不举、滑精早泄、精冷质稀、形寒体怯、脘腹冷痛、便泻清冷、肌肤麻木不仁、四肢不温、筋脉挛急、关节痹痛、屈伸不利等病症。

【说　明】　阴虚火旺者不宜服饮。

仙酒方

【原　料】　牛蒡子、天麻各 250 克，当归 90 克，枸杞子 2 000 克，牛蒡根 500 克，天麻子 1 000 克，枳壳、牛膝、秦艽、苍术（米泔水浸并蒸熟）、羌活、防风、桔梗、晚蚕沙（用纱布包）各 60 克，白酒 15 000 毫升。

【制　作】　将以上 14 味药共研为粗末，置容器中，加入白酒，密封浸泡 7 日，过滤去渣。

【服　法】　每次温服 30～50 毫升，每日早中晚及午夜各服 1 次。

【功　效】　柔肝息风，宣畅血脉，燥湿健脾，温经通络。

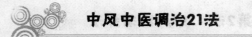

适用于半身不遂,手足拘挛。

【说　明】　忌食鱼、面等食物。

乌蛇黄芪酒

【原　料】　乌蛇肉 90 克,炙黄芪 60 克,当归 40 克,桂枝 30 克,白芍 25 克,白酒 3 000 毫升。

【制　作】　将乌蛇肉、炙黄芪、当归、桂枝、白芍切碎,放入白酒中,密封,隔水蒸煮 1 小时取出,浸泡 7 日后,去渣即可饮用。

【服　法】　每次 20 毫升,每日 3 次。

【功　效】　补气活血,祛风通络。适用于半身不遂,肌肉消瘦,肢体麻木等症。

黄芪石斛酒

【原　料】　石斛 120 克,黄芪 50 克,党参 50 克,防风 45 克,丹参 60 克,山茱萸 60 克,杜仲 60 克,川牛膝 60 克,细辛 30 克,天冬 60 克,生姜 80 克,薏苡仁 150 克,枸杞子 150 克,淮山药 60 克,萆薢 50 克,茯苓 60 克,五味子 60 克,白酒 3 500 毫升。

【制　作】　将以上诸药捣为粗末,用细纱布或白布袋装好,扎紧口,放入浸酒坛中,倒入白酒,加盖密封,置阴凉干燥处,隔日摇动几下,经 15～20 天后,即可开封取饮。

【服　法】　每日早中晚各温饮 15～20 毫升。

【功　效】　补肝驱风,养筋活络。适用于气虚风伤经脉,肝肾阴精不足所致的体弱畏风、易受风寒、腰膝痹阻疼痛、筋骨肿胀酸困、四肢痿软无力、不耐风袭、肌肤麻木不仁、颜面麻痹搐动、受风口角歪斜、爪甲淡白、时或挛急等病症。

十二红酒

【原　料】　黄芪 50 克,熟地黄 60 克,淮牛膝 50 克,杜仲 40 克,川续断 60 克,制何首乌 45 克,党参 40 克,当归 30 克,淮山药 35 克,茯苓 40 克,龙眼肉 30 克,红花 10 克,甘草 10 克,大枣 80 克,冰糖 800 克,白酒 8 000 毫升。

【制　作】　将以上诸药去除杂质灰渣,共捣为粗末,装入大瓦酒坛内,分别以白酒 4 500 毫升,3 500 毫升浸泡 2 次,每次 15 天,分别滤过药渣,然后将 2 次滤取的药酒贮于大酒瓶中;再将冰糖用少量白酒加热溶化后,加入药酒瓶内搅匀,加盖密封,置阴凉干燥处,经 7 天后即可取饮。

【用　法】　每日早晚各饮 15～20 毫升。

【功　效】　补气益血,健脾益肾。适用于心悸失眠,气血两虚,头晕眼花,腰膝酸软,筋骨无力,肢体挛痛,麻木不仁,屈伸不利,食欲不振,须发早白等。

白茯苓菊花酒

【原　料】　白茯苓 50 克,菊花 30 克,人参 10 克,菟丝子 25 克,肉苁蓉 20 克,山茱萸 20 克,熟地黄 20 克,瓜蒌根 15 根,防风 15 克,白术 15 克,黄芪 20 克,牡丹皮 15 克,紫菀 10 克,石菖蒲 10 克,石斛 15 克,柏子仁 20 克,杜仲 20 克,蛇床子 15 克,远志 15 克,制附片 20 克,干姜 15 克,川牛膝 20 克,赤芍 15 克,狗脊 20 克,虎胫骨(代)25 克,炒牛蒡子 10 克,桔梗 10 克,苍耳子 15 克,羌活 15 克,牛蒡子根 20 克,续断 20 克,枸杞子 20 克,晚蚕沙(纱布包)20 克,白酒 4 500 毫升。

【制　作】　将以上诸药共为粗末,用细纱布袋或白布袋装好，扎紧口放入酒坛中，倒入白酒，加盖密封，置阴凉干燥处，隔日摇动几下，经 20～30 天后，即可开封取饮。酒饮尽后，可再添新酒浸泡，直至味淡气薄即止。

【用　法】　每日早中晚各温饮 15～20 毫升。

【功　效】　益肝肾，壮筋骨，利关节，祛风气。适用于肝肾阴精亏虚，脑失所养护，气血运行不畅所致的腰膝、骨节酸痛、筋骨痿软无力、行走艰难、肢体麻木不仁、关节屈伸不利、活动不灵、肩背伛偻、难以俯仰、口眼㖞斜、舌硬语言不清、中风失声、半身不遂、腓肠肌萎缩、足跟疼痛，不耐任身等。

天麻酒

【原　料】　天麻 72 克，丹参 48 克，杜仲、淫羊藿各 16 克，制何首乌 36 克，黄芪 12 克，白酒 2 000 毫升。

【制　作】　将上药切成小块，与白酒一起置入容器中，密封浸泡 15 日以上即成。

【服　法】　每日早晚各服 1 次，每次 25～50 毫升。

【功　效】　补肝肾，祛风活血，清利头目。适用于脑动脉硬化伴供血不足，冠心病，一过性黑矇，偏头痛，头昏目眩，耳鸣，老年性高血压，高脂血症等。

耐老酒

【原　料】　生地黄 250 克，枸杞子 250 克，糯米 2 500 克，细曲 200 毫升，滁菊花 250 克。

【制　作】　①将上药加工破碎；细曲研为粗末，另放备用。②将加工好的上药置砂锅中，加水 5 000 毫升，煮取 2 500 毫升，倒入干净瓷坛中，待冷备用。③将糯米洗净，蒸熟，沥半干,待冷后拌入细曲末,然后倒入药坛内,同药汁搅拌均匀,加盖密封,置保温处。④经 21 天后,药酒即成,压滤去糟渣,贮干净瓶中。

【服　法】　每日早中晚空腹各温饮 20～25 毫升。

【功　效】　滋肝肾,补精髓,延年益寿。适用于中风后遗症肝肾精髓亏虚所致的形瘦体弱、精神萎靡、头目眩晕、眼花干涩、视物不明、腰膝酸软、耳鸣失聪、须发早白、骨蒸痨热、手足心低热等。

【说　明】　感冒时及阳虚者不宜服。

黄精首乌杞子酒

【原　料】　黄精 50 克,制何首乌 30 克,枸杞子 30 克,白酒 1 000 毫升。

【制　作】　将以上 3 味药洗干净,装入浸酒瓶中,倒入白酒,加盖密封,放于阴凉干燥处,常摇动几下,经 7～10 天后,即可开封取饮。

【服　法】　每日早晚各饮 10～15 毫升。

【功　效】　补益精血,乌须明目。适用于中风后肝肾精血亏虚所致的头目眩晕、视物模糊、腰膝酸软、须发早白、心悸不宁、失眠多梦等病症。

寄生九菊泡酒方

【原　料】　鲜石菖蒲 20 克,鲜木瓜 20 克,桑寄生 30 克,小茴香 10 克,九月菊 20 克,白酒 1 500 毫升。

【制　作】　将白酒装入瓶中;将以上药物捣碎,用细纱布袋装好,扎紧口,留一段线。将药袋悬于白酒中,封紧口,常摇动几次,经 10～15 天,即可开封取饮。

【服　法】　每日早晨温饮 15～20 毫升。

【功　效】　补肾养肝。适用于中风后肝肾精血不足所致的头目眩晕、耳鸣耳聋、下肢酸痛、痿软无力、眼花昏暗、怕冷恶风,以及腓肠肌挛急作痛等病症。

杞圆药酒

【原　料】　淮牛膝 45 克,枸杞子 60 克,龙眼肉 50 克,杜仲 45 克,南五加皮 40 克,生地黄 60 克,当归身 60 克,大枣 250 克,红花 15 克,金银花 30 克,冰糖 500 克,蜂蜜 500 克,白酒 4 000 毫升。

【制　作】　将牛膝、枸杞子、龙眼肉、杜仲、五加皮、生地黄、当归、大枣、红花、金银花用纱布袋装好,扎紧口,置于瓦酒坛中,倒入白酒,加入白糖、蜂蜜,加盖密封,隔水加热至药浸透,取出置阴凉干燥处,经常摇动几下,经 10 天后即可开封,澄清取饮。

【服　法】　每日早晚各温饮 10～15 毫升。

【功　效】　补肝益肾,壮筋强骨,活血养神。适用于中风后肝肾精血亏虚所致的腰膝酸软,筋骨无力,足痿不任身,肢体麻木,屈伸不利,头晕眼花,目暗朦胧,心悸不宁,心烦失眠,记忆力减退等病症。

定风酒

【原　料】　当归 60 克,天冬 60 克,五加皮 30 克,麦冬 30 克,怀牛膝 30 克,川芎 30 克,熟地黄 30 克,生地黄 30 克,秦艽 30 克,桂枝 20 克,白蜜 500 克,红糖 500 克,米醋 500 毫升,白酒7 500毫升。

【制　作】　①将各药加工粗碎,用绢袋或细纱布袋装好,扎紧口备用。②将白酒装入宽大瓷坛内,再放白蜜、红糖、米醋,搅匀后放入药袋,加盖压上大砖。③将药坛放入大锅水中蒸煮,约2小时即可取下;待药坛略降温后,埋入干净土中,以拔除火毒;经7天后取出,药酒即成。④将药坛开封,取出药袋沥尽,用细纱布过滤一遍,贮入干净瓶中。

【服　法】　每日早晚空腹各服10～30毫升。药渣晒干为末,每次服药酒时冲服6克。

【功　效】　补肝养阴,定风壮骨。适用于中风后肝肾阴血亏虚所致的腰腿无力、肢体麻木、手足震颤痉挛、筋骨疼痛、行履艰难、关节屈伸不利、活动不灵等病症。

【说　明】　①局部红、肿、热、痛之实热、湿热所致关节疼痛者,不宜服。②配制此酒时,瓷坛必须宽大,以免蒸煮时药酒溢出,因要埋入土中,加盖密封必须严实。

黄芪石斛酒

【原　料】　石斛120克,黄芪50克,党参50克,防风45克,丹参60克,山茱萸60克,杜仲60克,川牛膝60克,细辛30克,天冬60克,生姜80克,薏苡仁150克,枸杞子150克,淮山药60克,萆薢50克,茯苓60克,五味子60克,白酒3 500毫升。

【制　作】　将以上诸药捣为粗末,用细纱布或白布袋装好,扎紧口,放入浸酒坛中,倒入白酒,加盖密封,置阴凉干燥处,隔日摇动几下,经15～20天后,即可开封取饮。

【服　法】　每日早中晚各温饮15～20毫升。

【功　效】　补肝驱风，养筋活络。适用于中风后气虚风伤经脉，肝肾阴精不足所致的体弱畏风、易受风寒、腰膝痹阻疼痛、筋骨肿胀酸困、四肢痿软无力、不耐风袭、肌肤麻木不仁、颜面麻痹搐动、受风口角歪斜、爪甲淡白、时或挛急等病症。

牛膝人参酒

【原　料】　牛膝30克，人参20克，黄芪20克，生地黄20克，山茱萸25克，制附片20克，巴戟天25克，五味子20克，五加皮25克，肉苁蓉25克，防风25克，肉桂15克，川椒10克，海风藤15克，川芎15克，白酒2500～3000毫升。

【制　作】　①将以上诸药捣碎，用细纱布装好，扎紧口备用。②将药袋置于酒坛或酒瓶中，倒入白酒，加盖密封，放置阴凉干燥处。③每日摇晃几次，经10～15天后，即可开封澄明取饮。

【服　法】　每日早晚各温饮15～20毫升。

【功　效】　温肝益气，强筋壮骨。适用于中风后肝阳亏虚，气血不足，或兼夹风寒所致的腰膝酸冷、阳痿不举、滑精早泄、精冷质稀、形寒体怯、脘腹冷痛、便泻清冷、肌肤麻木不仁、四肢不温、筋脉挛急、关节痹痛、屈伸不利等病症。

【说　明】　阴虚火旺者不宜服饮。

二冬二地酒

【原　料】　菟丝子120克，肉苁蓉120克，天冬60克，生地黄60克，熟地黄60克，麦冬60克，淮山药60克，牛膝50克，杜仲50克，巴戟天60克，枸杞子60克，山茱萸50克，人参

40 克,白茯苓 50 克,五味子 40 克,木香 20 克,柏子仁 50 克,覆盆子 45 克,车前子 45 克,地骨皮 30 克,石菖蒲 20 克,川椒 30 克,远志肉 30 克,泽泻 30 克,白酒 5 000~6 000 毫升。

【制　作】　将以上药物共捣为粗末,用细纱布或白布袋装好,置于酒坛中,倒入白酒,加盖密封,经常摇晃几下,经 12~15 天后即可开封取饮。

【用　法】　每日早晚空腹各饮 15~25 毫升,或随意服饮。

【功　效】　滋阴益精,温阳益气,安神定志,强身壮体。适用于脑肾阴精亏虚,阳气不足所致的腰膝酸软、阳痿不举、性欲减退、精液稀少、头晕目眩、耳鸣失聪、视物模糊、两目昏花、心悸怔忡、神志恍惚、失眠多梦、记忆力减退、形瘦体弱、面容憔悴、气短喘咳、须发早白、小便频多、夜尿尤甚、余沥不尽或失禁等。中老年阴精亏虚,阳气不足者,经常服饮,能强身壮体,延年益寿。

【注　意】　感冒期间不宜饮。酒饮尽后可再添,直至味淡气薄止。

第3法 中风针刺疗法

1. 何谓针刺疗法

针刺疗法是运用不同的针具,刺激机体的一些特定部位(即穴位),通过经络的维系作用,调整全身的气血运行,调节人体阴阳的平衡,扶助人体的正气,驱除致病的邪气,从而达到防病治病目的的一种方法。针刺疗法已有数千年的历史,早在石器时代,即以砭石为针,以后又逐渐演化成九针。发展至今,还出现了电针、磁针、水针、针刀等。治疗方法上也不断地改进创新,产生了割治疗法、挑治疗法、埋线疗法等。随着研究的深入,从针刺部位的不同又可分为头针疗法、口针疗法、耳针疗法、腹针疗法等。

2. 针刺为何能治疗中风

经过大量的现代科学研究证实,该疗法是治疗脑血管病,特别是脑血管病后遗症的有效方法,其作用机制有如下几个方面。

(1)改善血流,增加脑供血:研究发现,针刺疗法能降低全血黏度及血浆黏度,加快红细胞电泳时间,降低血细胞比容及血小板聚集率,从而有助于改善脑血流,增加血氧和葡萄糖供给,减轻脑组织受损程度。

(2)改善脑电活动:提高大脑皮质细胞的基本电活动,改善大脑半球的抑制状态,对大脑功能恢复有促进作用。

(3)降低血脂:通过对脑梗死患者针刺治疗前后观察,发现针刺有降低三酰甘油、低密度脂蛋白的作用,并能使高密度脂蛋白升高。

(4)改善微循环:有助于瘫痪肢体功能恢复。

(5)改善肌肉功能:针刺能增加肌肉收缩功能,提高肌电幅度。

(6)调整神经内分泌功能:能改变体内神经递质分泌及酶系统活动,促进新陈代谢,提高机体对物质的合成和利用能力。

3. 针刺治疗时要注意的问题

因为人体的生理功能状态、居住环境各不相同,还有四季时间的不同,所以一定要因人、因地、因时制宜。不论是患者还是医生,都应注意下述几个方面。

(1)患者在过度饥饿、过度饱食、过度疲劳,以及精神过度紧张的情况下,不宜对其进行针刺。身体壮实的患者可以进行一定量的强刺激,而对于身体比较虚弱的患者,针刺手法不能过强,最好让患者处于卧位。对金属物质过敏的患者不宜进行针刺。

(2)妇女如在行经期,除非是为了调节月经,一般不主张针刺。对于怀孕的妇女,其小腹部的穴位一般不进行针刺,而一些活血化瘀、通经活络的穴位则在禁刺之列。

(3)皮肤出现破溃、瘢痕,或长有肿瘤的部位都不宜针刺。

(4)胸部、胁部、背部等处的穴位不宜深刺、直刺,因为针刺过深,都有伤及肺脏的可能,使空气进入胸腔,导致气胸,轻者出现胸闷、心慌、气短、呼吸不畅,重者出现呼吸困难、心跳加快、血压下降,甚至休克。腰部的穴位也应以斜刺为主,不宜过深过直,以防伤及肾脏。下腹部的穴位最好也斜刺,不宜直刺过深,以防刺伤膀胱等器官。

(5)眼部和颈项部的穴位特别要注意定位的准确,而且尽量不要做手法和长时间的留针,以免伤及眼睛或大脑,进而危及生命。

4. 针刺疗法处方

方 1

【取 穴】

(1)上肢取肩髃、曲池、外关、合谷、尺泽穴,可轮换取肩井、肩贞、臂臑、阳池等穴。

(2)下肢取环跳、阳陵泉、足三里、昆仑穴,可轮换取风市、绝骨、腰阳关等穴。

(3)对偏瘫后遗症,腕踝难伸、肘膝拘挛者,可用手足十二透穴。此法取手足十二穴,用6~9厘米长针透穴强刺。十二透穴为肩髃透臂臑、腋缝透胛缝、曲池透少海、外关透内关、阳池透大陵、合谷透劳宫、环跳透风市、阳关透曲泉、阳陵泉透阴陵泉、绝骨透三阴交、昆仑透太溪、太冲透涌泉。

(4)口角㖞斜可取攒竹透鱼腰、四白透迎香、地仓透颊车及下关穴。

(5)失语取穴金津、玉液针刺放血,针内关、通里、廉泉、三阴交等。

【方 法】 上述腧穴用平补平泻法,轻刺激,留针30分钟,10 天为 1 个疗程。

【主　治】　中风半身不遂。

方 2

【取　穴】　取患侧穴位,上肢取肩三针、臂臑、极泉、曲池、外关、合谷、手三里;下肢取环跳、阳陵、足三里、三阴交、解溪。失语者,加金津、玉液点刺放血,针刺廉泉;吞咽障碍者,加刺风池透喉结;血压升高者,泻太冲、太溪。

【方　法】　针刺手法以平补平泻为主,其他手法为辅。10 天为 1 个疗程,1 个疗程后休息 2 天,再进行下一个疗程,一般治疗 3～5 个疗程。

【主　治】　中风偏瘫。

方 3

【取　穴】　以水沟、内关、三阴交、太冲、肝俞、心俞及四神聪为主穴,随证配穴。

【方　法】　每日针刺 1 次,15 天为 1 个疗程,一般治疗 1～2 个疗程。

【主　治】　中风后抑郁。

方 4

【取　穴】　头皮针(胃区、感觉区),耳针(神门、心),体针(神门、内关、蠡沟、太溪),均双侧取穴。

【方　法】　均采用 30 号、直径 0.33 毫米不锈钢毫针,感觉区上 1/5～2/5 进针 20～30 毫米捻针,在患者头皮发麻后加用电针,于针柄连接 C6805 治疗仪两电极,频率 40 赫兹,同步疏密波形,电流幅度以患者自觉舒适为度。余穴均为临床常规取穴法,留针 20 分钟,隔日 1 次,12 次为 1 个疗程。

【主　治】 中风后遗症。

方 5

【取　穴】 廉泉、哑门、通里、丰隆。

【方　法】 局部常规消毒,采用 28 号针,针刺廉泉、哑门穴时严格掌握进针方向,进针 1.5～3 厘米(0.5～1 寸),用平补平泻手法,不留针;通里、丰隆穴取双侧,前者进针 1.0～1.5 厘米(0.3～0.5 寸),后者进针 3.0～4.5 厘米(1.0～1.5 寸),用平补平泻手法,留针 20 分钟。

【主　治】 中风后失语症。

方 6

【取　穴】 ①主穴取长强、大陵、阳陵泉、支沟、外关。②配穴取肝俞、肾俞、太溪。

【方　法】 ①患者取坐卧位均可,大陵穴用三棱针点刺放血;余穴用 4.5 厘米(1.5 寸)毫针直刺,长强穴用泻法。②肝俞、肾俞、太溪穴用补法;其他穴均平补平泻,留针 30 分钟,每 10 分钟行针 1 次,10 天为 1 个疗程,均行 3 个疗程。

【主　治】 中风后便秘。

方 7

【取　穴】 对中重度假性球麻痹患者生命体征稳定 48 小时后开始针刺,主要选风池、完骨、翳风 3 个穴位。

【方　法】 针刺风池穴时针尖向对侧眼球方向进针,完骨、翳风穴则直刺进针,可捻提,得气即可,留针 30 分钟,每日 1 次,5 次为 1 个疗程。

【主　治】　中风并吞咽障碍。

方 8

【取　穴】　承山、委中、承扶、曲泉、血海、阳陵泉、三阴交、太溪、悬钟、丘墟、解溪、太重。

【方　法】　上述腧穴,每次选取 5～8 个,平补平泻,轻刺激,留针 30 分钟,10 天为 1 个疗程,观察 3 个疗程。

【主　治】　中风致下肢肌张力增高。

方 9

【取　穴】　三阴交、阴陵泉、中极、气海、秩边、次髎。

【方　法】　患者取适当体位,行常规消毒,针刺三阴交、阴陵泉穴时,采取直刺,进针 3.0～4.5 厘米(1～1.5 寸),力求使针感沿下肢内侧上行至会阴部;针刺中极、气海穴时,针呈 45°向下斜刺,进针 3.0～4.5 厘米(1～1.5 寸),争取使针感达到会阴部;针刺秩边穴,针尖斜向内刺入 7.0～10 厘米(2.5～3 寸);针刺次髎穴,直刺 1.5～3 厘米(0.5～1 寸)。诸穴均采用提插、捻转之平补平泻法,以行针时患者有尿意为佳。留针 30 分钟,期间每 10 分钟行针 1 次,每日 1 次。

【主　治】　中风致排尿障碍。

方 10

【取　穴】　①半身不遂:百会透曲鬓、上星、百会、通天、络却、承光、五处。②口眼㖞斜:翳风、下关、颊车、地仓、听会、承浆、牵正。③吞咽困难：上廉泉、翳风、风府、合谷。④失语：哑门、舌根、增音；舌强：上廉泉、金津、玉液。⑤痴呆：人中、百会、风府、风池。

【方　法】　针百会透曲鬓穴时，沿头皮下从百会穴向曲鬓穴横刺，用平补平泻法快速捻转以通调经气，可留针，并间歇行针；听会、翳风、下关、牵正穴直刺；颊车穴可透地仓穴，进针宜浅。以上均用平补平泻法，留针。上廉泉穴可向舌根方向斜刺，行捻转泻法；增音穴向舌根方向刺入 0.5～1 寸，行提插捻转泻法，使针感达舌下，不留针；合谷穴直刺，行提插泻法；哑门、风府穴直刺 1 寸左右，行捻转泻法，得气后即出针；金津、玉液穴点刺出血，或沿舌下两旁刺入 1 寸左右，得气出针；人中穴向上横刺 0.2～0.5 寸，捻转泻法；其他头部穴位均斜刺，施平补平泻法。根据病情每日或隔日针 1 次，10 次为 1 个疗程，疗程间隔 7 天。

方 11

【取　穴】　百会、曲鬓穴连线为针刺部位。

【方　法】　用 28 号或 30 号 2 寸长毫针，沿头皮下从百会穴向曲鬓穴方向，分 3 段接力刺入，快速捻转，每分钟频率 200 次，连续捻转 5 分钟，休息 5 分钟，重复 3 次，约 30 分钟后出针。每日治疗 1 次，15 次为 1 个疗程。

方 12

【取　穴】　主穴取舌根、支脉（在左右舌下静脉外距舌根部 2/3 处）、增音（喉结与下颌角连线中点）。吞咽困难、饮食即呛者，加翳风、风府穴；发音而噎者，点刺扁桃穴。

【方　　法】　主穴以 20 号圆利针点刺,刺入 5 分,提插数次,以舌下有麻胀感传至咽喉部即可;配穴用毫针向舌根方向刺入 1.5～2 寸,行提插捻转手法,强刺激,使针感达舌下为度,不留针。每日或隔日 1 次。

方 13

【取　　穴】　上星、百会、五处、承光、通天、络却。

【方　　法】　每穴斜刺 2～4 分,捻转 1 分钟,留针 30 分钟,隔日治疗 1 次,10 次为 1 个疗程,疗程间隔 5～7 天。

方 14

【取　　穴】　金津、玉液。

【方　　法】　针刺时患者取坐位,仰头,张口,舌尖向上卷曲,充分暴露舌下面以便于治疗。医者立于患者右前方,以金津、玉液为基点,以 0.5 厘米的间距再向左右两旁取穴,总计为左三右四,七穴连线应与舌系带垂直。针刺时医者用 26 号 1～5 寸毫针,以先右后左,由舌中间两侧取穴的顺序快速点刺,进针 2～3 寸,行提插并稍加捻转手法,得气后出针。针刺时以患肢有窜动感或明显颤动者效佳。急性昏迷期不宜用本法。

第4法　中风头针疗法

1. 何谓头针疗法

头针疗法,是以针刺头部穴位或头皮特定区,以达到治疗疾病目的的一种方法。

《针灸甲乙经》共记载头部穴位52个,其中单穴10个,双穴21个。宋代王惟一编成《铜人俞穴针灸图经》,对头部穴位的统一,起到了积极的作用,一直沿用至今。

20世纪70年代,随着现代医学的发展,对经络学说的研究不断取得进展,把古老的针刺疗法与现代神经解剖生理学结合起来,在与大脑皮质功能定位区相应的头皮上平刺,施以持续捻转手法,来刺激大脑皮质,促使其功能恢复,这使头针疗法得到了进一步的发展和完善。

2. 头针疗法的操作

(1)头针刺激区的划分

1)标定线:为了把刺激区比较准确地划出来,首先要明确两条标定线。

①前后正中线。是眉间和枕外粗隆尖端下缘经过头顶的连线。

②眉枕线。是眉中点和枕外粗隆尖端经过头侧面的连线。

2)刺激区的定位

①运动区。本区上点在前后正中线中点向后移0.5厘米处,下点在眉枕线和鬓角发际前缘相交处。另一取法是:自颧弓中点向上引垂线,与眉枕线相交点前移0.5厘米处,即运动区下点。上、下两点连线即运动区。运动区上1/5是下肢、躯干区;中2/5是上肢区;下2/5是面区,亦称语言一区。

②感觉区。在运动区向后移1.5厘米的平行线上。上1/5是下肢、头、躯干感觉区;中2/5是上肢感觉区;下2/5是面感觉区。

③舞蹈震颤控制区。在运动区向前移1.5厘米的平行线上。

④晕听区。有耳尖直上1.5厘米处。

⑤语言二区。自顶骨结节后下方2厘米处引一平行于前后正中线的直线,向下取3厘米长直线。

⑥语言三区。晕听区中点向后引4厘米长的水平线。

⑦运用区。以顶骨结节起,分别引一直线和与该线成40°角的前后两线,长约3厘米。

⑧足运感区。在前后正中线的中点左右旁开1厘米,再向后引3厘米长的水平线。

⑨视区。在枕外粗隆水平线上,旁开枕外粗隆1厘米,向上引平行于前后正中线的4厘米长直线。

⑩平衡区。在枕外粗隆水平线上,旁开枕外粗隆3.5厘米,向下引平行于前后正中线的4厘米长直线。

⑪胃区。从瞳孔直上的发际处为起点,向上取平行于前后正中线2厘米长的直线。

⑫胸腔区。在胃区与前后正中线之间,发际上下各2厘

米长直线。

⑬生殖区。从额角处向上引平行于前后正中线的 2 厘米长直线。

(2)针的选择：一般用 2～3 寸长的 26～28 号不锈钢针。

(3)体位：主要取坐位，个别患者亦可取卧位。

(4)进针：在确定的针刺区进行常规消毒后，手持针柄与头皮成 30°角，沿头皮斜向捻转进针，刺入帽状腱膜下或肌层，达到该区应有的长度后，固定针柄，不做提插。

(5)运针及针感：头针的运针十分重要，施术者肩、肘、腕、拇指等关节固定，食指一二关节半屈曲，用食指桡侧面与拇指掌侧面捏住针柄，然后以食指关节不断屈伸，使针体旋转，每分钟要求捻转 200 次左右。一定要保持针体深度固定，待患者出现针感后，留针 5～10 分钟。然后用同样的方法再捻转 2 次，即可起针。头针的针感以热感最多见，此外也有麻、胀、抽动、凉、痛、汗出等感觉。也有无针感者，而疗效亦满意。

(6)疗程：每日或隔日 1 次，10～15 次为 1 个疗程。休息 5 天左右，开始下 1 个疗程。对那些收效迅速的患者，应该注意症状反复，并给予几次巩固治疗。

3. 常用头针疗法处方

方 1

【选用部位】 运动区、足运感区、感觉区、语言区、运用区。

【针刺手法】 以 26～28 号毫针，快速进针达头皮下，再沿头皮皮下或肌层斜向刺入到要求的区域长度，固定，持续快速捻转 3～5 分钟,留针 15～30 分钟。留针期间行针 2～3 次,每日或隔日 1 次,10～15 次为 1 个疗程,疗程间隔 7～10 天。

方 2

【选用部位】 治疗部位以运动区为主,配以感觉区、足运感区。

【针刺手法】 定好部位,快速进针至头皮下,再沿头皮皮下或肌层斜向捻转至要求的区域长度,固定后开始快速持续捻转。一般 3～5 分钟即能达到适应刺激量和刺激强度,病变处会出现一定针感,如热麻、出汗等。

方 3

【选用部位】 晕听区、头三角[由双目内眦直上与发迹相交之交点,再由鼻梁正中直上头部取一点,使其与前两点成一等边三角形(即大脑额叶在头皮的投影),该三点的进针点叫头三角]。

【针刺手法】 用 32 号毫针,以 15°夹角沿头皮与骨膜间快速进针 1 厘米,稍捻动,留针 1 小时,中间捻针 2～3 次。取针时用消毒棉球轻压片刻,以防出血。每日 1 次,10 次为 1 个疗程,疗程间隔 2～5 天。

第5法 中风耳针疗法

1. 何谓耳针疗法

耳针疗法是用针刺耳穴以治疗疾病的一种方法。耳廓与人体各部存在着一种生理的内在联系,在病理上也会表现出一定的反应规律。耳针治疗内脏疾病,就是基于这一理论而应用于临床的。当人体有病时,耳廓相应部位就会出现变色、突起、凹陷、水肿、充血、敏感点,甚至变小、缺损等征象。人们借此以诊断疾病,并刺激这些部位以防治疾病。

耳穴在耳廓的分布有着一定的规律性,耳廓好比一个在子宫内倒置的胎儿,头在下,脚在上。一般地说,与头面部相应的穴位在耳垂;与上肢相应的穴位在耳舟;与躯干和下肢相应的穴位在对耳轮和对耳轮上、下脚;与内脏相应的穴位多集中在耳甲艇和耳甲腔。

2. 耳针疗法的操作

当人体内脏或躯体有病时,往往会在耳廓的一定部位出现压痛点、敏感点、皮肤特性改变、变形、变色等。这些耳廓上的反应点就是耳针的穴位。在诊断明确后,就要拟定耳针处方,寻找反应点。反应点的探寻方法:用探针、火柴头、针柄按压,其有压痛部位即是反应点。如果有数个反应点时,应再找出最敏感的点。亦可用耳穴探测仪测定耳廓皮肤电阻,其皮肤电阻低,导电量明显增高者,即为反应点。反应点就是针刺的部位。

3. 耳针疗法的选穴原则

(1)根据病变部位选穴:在疾病定位后,可以在耳廓上选取相应的耳穴,如胃痛选胃穴;泄泻选大肠、小肠穴;肩痛选肩穴等。

(2)根据中医理论选穴:根据中医学的脏腑经络学说,以其生理病理联系辨证选穴。如肺主皮毛,开窍于鼻,皮肤病和肺病时,可以选肺穴;心与小肠相表里,心病可选小肠穴,小肠病亦可选心穴;耳为肾之外窍,耳鸣可以选肾穴;心开窍于舌,舌红、舌烂可以选心穴;目赤红肿可以选肝穴,因为肝开窍于目,如此等等。

(3)根据现代医学知识选穴:如月经不调选内分泌;胃肠疾病选交感;输液反应选肾上腺;关节痛选皮质下等。

(4)根据临床经验选穴:高血压病用高血压点和降压沟,目疾用耳尖穴等。

4. 耳穴治疗的种类和方法

(1)毫针法:针具多用 28~32 号之 0.5 寸长的不锈钢毫针。首先对耳穴进行消毒,由于耳穴感染可引起严重后果,故一般先用 2% 碘酒涂抹,再用蘸有 75% 乙醇的棉球脱碘消毒。进针时,用左手拇、食指固定耳廓,中指托着针刺部耳背,这样既可掌握针刺深度,又可减轻针刺疼痛;然后用右手拇、食、中三指持针,在反应点进针;针刺深度视耳廓不同部位厚薄而定,以刺入耳软骨(但不可穿透)且有针感为度;针感多表现为疼痛,少数亦有酸、胀、凉、麻的感觉;留针时间为20～30分钟;起针时左手托住耳背,右手起针,并用消毒干棉球压迫针眼,以防出血。每次针刺一侧或双侧耳廓,每日或隔日1次。

(2)耳穴电针法:即在耳针的基础上用"电针机"通以电流的方法。通电流的大小和时间长短,视具体情况而定。但通电时间不宜过多,最长不超过1小时。其注意事项亦同电针疗法。特殊之处由于耳针进行较浅,易被导线坠掉,故于坐位时须将导线绕耳廓一周再接在针柄上,或取卧位以防止坠落。耳电针之优点为易于较准确地掌握刺激量,而且可以做到用手捻转达不到的强刺激。

(3)耳穴埋针法:即将针留于耳穴1天以上的较长时间。对于某些顽固性疾患效果较好。其方法是:常规消毒后将揿针、皮内针或自制的微针用镊子或止血钳夹住针体刺入穴内,然后以胶布固定。一般只埋1侧耳廓1～2针,时间一般为1～5天、最长不超过7天为宜。仍需治疗时须更换对侧。在留针期间可嘱患者根据情况自行按压埋针处1交或数次。埋针耳廓不宜水洗。夏季天气较热多汗,不宜埋针。埋针中发现红肿感染时,应起针予以处置。

(4)耳穴电兴奋法:即在耳穴上进行电兴奋法。适用于体弱患者。电极宜细小,裹以棉花蘸上盐水,通电时间要短,电流要小。

(5)耳穴注射法:是用易于吸收、无任何刺激性之药物,小剂量注入耳穴以达到治疗目的的疗法。所用药物宜经过稀释之后再注射,每次注射1～2穴,用量0.1～0.3毫升。常先注射一侧,两侧交替应用。注药针头宜细,不要过深,避免注入骨膜内,亦不要过浅注入皮内,应注于皮下。

(6)耳穴刺血法：以三棱针在某些穴上点刺出血 1～2 滴或多至数滴，以治疗一些实热证、炎证，剧痛或某些皮肤病。方法是：先用手按揉耳廓，使之充血，然后常规消毒，以针点刺，用指挤捏，多取耳尖、屏尖、耳轮、耳垂某些穴位，或耳后静脉放血。

(7)耳穴敷药法：用某些具有刺激性或发疱药少量置于耳穴上，贴以胶布固定，经几小时或 1～2 天取下。亦有用手术刀将耳穴处皮肤的表层剥落至渗血再敷药者。耳穴贴药对某些病症效果较好。

(8)耳穴压豆法：又称耳穴压豆、耳穴贴压法，是一种简便安全的耳穴刺激法。压丸的材料用得较多的是王不留行、绿豆及磁珠（磁性强度为 180～380 高斯）。选定穴位后，先以 75％乙醇拭净耳廓皮肤，再用干棉球擦净。用镊子将中间粘有压物的小方胶布（面积约为 7 毫米×7 毫米），置于穴区，并粘牢贴紧。待各穴贴压完毕，即予按压，直至耳廓发热潮红。按压时宜采用拇、食指分置耳廓内外侧，夹持压物，行一压一松式按压，反复对压每穴持续 15 秒左右，每日按压 3～4 次，每周换贴 1～2 次。

(9)耳穴贴滋法：将磁珠、磁锭用胶布固定在耳穴上 1 日至数日。

(10)耳穴按压法：以耳穴探针直接按压耳穴，或摇动、按摩 1～3 分钟，适用于神经质或体弱者及儿童。

此外，尚有耳穴离子透入、耳穴封闭、耳穴吹震、耳穴挑治、耳穴割治、耳穴指掐、耳穴注气、耳穴置夹、耳道刺激、耳道莛管灸、灯心火热灼等十多种方法。

5. 常用耳针疗法处方

（1）耳穴针刺法

【取　穴】　①主穴：瘫痪相应部位耳穴、皮质下、缘中、肾、肝、脾。②配穴：肩部肌群瘫痪者，加三焦、大肠、肺；失语者，加心、脾；吞咽困难者，加口、咽喉、耳迷根；上肢瘫痪者，加颌骨透肩；下肢瘫痪者，加髋、膝、踝；股四头股瘫痪者，加胃。

【方　法】　耳廓常规消毒后，先在患侧或对侧的耳廓之瘫痪肢体相应区寻找敏感点，用耳毫针对准敏感点刺入，行针使"气至病所"，然后针刺其他主穴，再根据瘫痪的情况选加配穴。用直刺或透刺法，取强刺激泻的手法，留针30～60分钟；亦可用耳电针30分钟。每日针1次，20次为1个疗程。

（2）耳穴压迫法

方 1

【主　穴】　患侧或对侧患肢相应部位耳穴之敏感点。

【配　穴】　皮质下、缘中、肝、脾。

【治　法】　耳廓常规消毒后，按操作常规，将王不留行粘于一小方块胶布中心，先贴压在主穴敏感点，用顺时针旋转按压，使得气，并嘱患者用意念配合医者的手法，然后再按压配穴，根据不同症状选用配穴。力争每穴都出现感传，最好获得气至病所。嘱患者如法每日按压耳贴3～5次，隔日或隔2日换贴压另一侧耳穴，20次为1个疗程。

方 2

【取　穴】　脑点、枕、心、脾、肾、神门、足、指。

【治　法】　每次取一侧耳穴,双耳交替使用。耳廓常规消毒后,按操作常规,将活血止痛膏剪成0.6厘米×0.6厘米方块,胶布中心粘一粒王不留行,每块1粒,依次贴压在所选穴位上,边贴边按压,每日按压耳贴3或4次,每次2~3分钟,从耳垂顺序向上,同时活动患肢。每隔3~5日换贴1次,10次为1个疗程。

（3）耳穴贴磁法

方 1

【取　穴】　皮质下、脑点、肝、三焦及瘫痪部位之相应耳穴。

【治　法】　耳廓常规消毒后,按操作常规将磁片或磁珠贴压在所选穴位上,边贴边按压,贴后嘱患者每日自行按压3~5次,每隔2日换贴1次,10次为1个疗程。

方 2

【取　穴】　①主穴:皮质下、脑点、肝、三焦。②配穴:失语者,加心、脾;吞咽困难者,加口、耳迷根、咽喉。

【治　法】　每次取一侧耳穴,双耳交替使用。每次主穴必用,配穴随证选加。耳廓常规消毒后,按操作常规进行贴磁法,每隔2日换贴1次,10次为1个疗程。

第6法 中风刺血疗法

1. 何谓刺血疗法

刺血疗法是针灸学领域里的一种传统针刺疗法。刺血疗法，古谓："启脉""刺络"，俗称"放血疗法"，亦称"强痛法"，是中医学中一种独特的、简便有效的针刺治疗方法。即用三棱针或其他针具刺入"络脉"，使血液适量流出或加挤压流出，以达到治疗疾病目的的一种独特外治方法。此法具有疏通经络、调和气血、泻热、止痛、急救、消肿、镇静等作用，用之临床，疗效颇著。又因它具有"简便灵验"的特点，且无不良反应，故能长期在民间广泛流传应用，深受广大群众和患者的欢迎。

2. 刺血疗法的特点

(1)适应证广：《内经》中载有适宜刺血治疗的疾病30余种，历代医家在此基础上又进一步将其扩大。据资料统计，现代应用刺血治疗的疾病已达150余种，涉及临床各科。此外，刺血疗法还对流行性感冒、腮腺炎等急性传染病，有较好的预防作用。

(2)奏效较快：在严格掌握刺血适应证的前提下，一般经单用刺血治疗，即可迅速收到满意的疗效。尤其对各种原因引起的高热、昏迷、惊厥，以及急性炎症、各类软组织损伤、某些食物中毒等属热、属实者，经刺血治疗后，都能在短期内减轻或控制住某些主要症状,甚至达到临床治愈的目的;对部分病例,则可收针到病除之效。

(3)操作简便:刺血疗法一般不需要特殊设备及器械,简便易学,容易掌握。另外,刺血工具除可备用外,在某些应急情况下,还可就地选取一端锋利的陶瓷、玻璃碎片或金属锐器等,经严格消毒后使用。

(4)不良反应少:临床应用刺血疗法,只要按规程操作,一般比较安全,不会产生不良反应。

3. 刺血疗法的主要作用

(1)泄热祛邪:刺血疗法具有良好的清热泄火、宣畅气机作用,尤其适用于外感发热和各种阳盛发热。《素问·刺热》主要论述刺血治疗热病,如"肺热病者……刺手太阴、阳明,出血如大豆,立已"。张景岳明确指出:"三棱针出血,以泻诸阳热气。"徐灵胎亦认为,刺血能使"邪气因血以泄,病及无也"。因此,临床将刺血用于某些急性传染病及感染性疾病,其法简便效捷,最为常用。

(2)化瘀通络:《素问·调经论》谓:"孙络外溢,则经有留血……视其血络,刺出其血,无令恶血得入于经,以成疾。"《素问·缪刺论》指出:"人有所堕坠,恶血内留……刺足内踝之下,然骨之前血脉出血,刺足跗上动脉不已,刺三毛上各一针,见血立已。"由此可见,刺血法具有疏通经络、流畅气血、祛除瘀滞作用。适用于气血郁结经络或血瘀局部诸证的治疗。因此,临床用于血瘀所致的血管神经性疼痛、中风后遗症,以及各种因损伤引起的肿胀、疼痛等,效果均十分显著。

(3)启闭醒神:对于热陷心包、痰火扰心、痰迷心窍及暴怒伤肝、肝阳暴涨等所致的口噤握固、神昏谵语、不省人事及便闭不通等属于实证者,用刺血疗法可收到开窍启闭、醒神回神作用。《素问·缪刺论》载有邪客六经络,脉而成"尸厥"之证,皆以刺血为急救措施。《乾坤生意》指出:"凡初中风跌倒,暴卒昏沉,痰涎壅滞,不省人事,牙关紧闭,药水不下,急以三棱针刺手十指十二井穴,当去恶血,又治一切暴死恶候,不省人事,及绞肠痧,乃起死回生妙诀。"临床用于昏迷、惊厥、狂痫及中暑等重危症的治疗,简便而有效。

(4)解毒急救:刺血对于一氧化碳急性中毒、亚硝酸盐中毒、酒精中毒及某些感染性中毒,均有较好的解毒急救功效。此外,毒虫咬伤,亦可刺血泻毒,如《千金方》载"蜂蛇等众毒虫所螫,以针刺螫上血出"即可愈。

(5)调气和营:凡因气血悖行、营卫逆乱而致的头痛、眩晕、胸闷胁痛、腹痛泄泻、失眠多梦等,皆可用刺血治疗,使营卫气血和调而获愈。《灵枢·五乱》指出,"……清浊相干,乱于臂胫,则为四厥,取之先去血脉",即因营卫逆乱而手足厥冷者,以刺血治疗。

4. 刺血疗法的工具

现代常用的刺血工具有三棱针、皮肤针、粗圆针及小眉刀等数种。

(1)三棱针:此为尖端呈三棱形,针体较粗的一种合金针具,分大、中、小3号。《灵枢·九针十二原》称之为锋针:"锋针者,刃三隅,以发痼疾。"《针灸摘英集》亦称:"泻热出血,发泄痼疾宜此。"三棱针为临床泻血的主要工具之一,一般在刺络脉而需出血量较多时选用。

（2）粗圆针：此即26～28号粗毫针，为合金制成。《灵枢·九针十二原》称："毫针者，尖如蚊喙""主寒热痛痹在络者。"当临床未备三棱针时，可以此代之。一般多用于点刺十二井、十宣等穴，需要放血量较少时选用。小孩亦可选用细毫针。

（3）皮肤针：皮肤针是针头呈小锤形的一种针具，一般柄长15～19厘米，一端附有莲蓬状针盘，下边散嵌着不锈钢短针。根据所用针的支数多少，又分别称之为梅花针（5支针）、七星针（7支针）、罗汉针（18支针）等。针尖不宜太锐，应呈松针形。针柄要坚固而有弹性，全束针尖应平齐，防止偏斜、钩曲、锈蚀和缺损。近年来，又有用金属制成的筒状皮肤针——滚刺筒，具有刺激面积广、刺激量均匀、使用方便等优点。皮肤针是在古代馋针的基础上演变而成的。《灵枢·九针十二原》记载"馋针者，头大末锐，去泻阳气""主热在头身也"。皮肤针适宜浅刺皮肤泻血，一般按经络循行及神经、肌肉分布为依据，自上而下、自外而内的顺序叩刺出血。

（4）小眉刀：这是在古代"铍针"基础上演变而成的一种针具。《灵枢·九针十二原》载："铍针者，末如锋。"后世又名排针、剑针，除为外科所用，亦为割点放血的主要工具。现代多用小尖头手术刀片等代替。

（5）瓷锋针、陶针：这是用一端锋利或尖锐的瓷、陶器碎片作为刺血的工具。李时珍谓："以瓷针治病，亦砭之遗意也。"明代薛己、王肯堂及清代王士雄，都为擅用瓷锋针者；清·鲍相敖《验方新编》中用陶瓷针治疗瘴毒、痧症等疾。至今，陶针在南方壮医中及民间仍被广泛使用。

（6）杯罐：杯罐是用于拔罐的工具，分竹罐、陶罐、铜罐、铁罐和玻璃罐等。古代称拔罐疗法为"角法"。显然这一疗法的原始阶段,是以兽角来实施的。近代常用的有竹罐、陶罐及玻璃罐 3 种。拔罐法乃是借热力排除罐内空气,使之吸附于体表一定部位,造成局部瘀血或微出血而达到治病目的的。在刺血疗法临床中,常常先以针点刺一定部位,然后在被刺处即行拔罐,可以增加出血量,增强治疗效果。

此外,注射针头、采血针、缝衣针及各种金属锐器,均可经消毒后用作刺血之用。

5. 刺血疗法的具体方法有哪些

古代刺血方法主要有络刺、赞刺及豹文刺法,后世又有发展。现代临床刺血,都应在常规消毒后进行,手法宜轻、浅、快、准,深度以 0.1～0.2 寸为宜。一般出血量以数滴至数毫升为宜,但也有多至 30～60 毫升者。

(1)点刺法:此法又称"速刺"法,针具可选用三棱针或粗毫针。常有 3 种点刺形式。

①直接点刺法。先在针刺部位揉捏推按,使局部充血,然后右手持针,以拇、食二指捏住针柄,中指端紧靠针身下端,留出针尖 0.1～0.2 寸,对准已消毒过的部位迅速刺入,立即出针,轻轻挤压针孔周围,使出血数滴,然后以消毒棉球按压针孔即可。此法适用于末梢部位。如十二井穴、十宣穴及耳尖穴等刺血。

②夹持点刺法。此法是将左手拇、食指捏起被针穴位处的皮肤和肌肉,右手持针刺入 0.05～0.1 寸深,退针后捏挤局部,使之出血。常用于攒竹、上星、印堂等穴位的刺血。

③结扎点刺法。此法先以橡皮带一根结扎被针部位上端,局部消毒后,左手拇指压在被针部位下端,右手持针对准

被刺部位的脉管（静脉）刺入，立即退针，使其流出少量血液，待出血停止后，再将带子松开，用消毒棉球按压针孔。本法适用于四肢部，如尺泽、委中穴的刺血。

（2）散刺法：此法又称"丛刺""围刺"。方法是用三棱针在病灶周围上下左右多点刺之，使其出血。此法较之点刺法面积大且刺针多，《内经》所谓"赞刺""豹文刺"，皆属此列。多适用于皮肤病和软组织损伤类疾病的治疗，如顽癣、丹毒、局部瘀血等。

（3）叩刺法：此法是在散刺基础上的进一步发展，所用针具为皮肤针（梅花针、七星针或皮肤滚刺筒均可），操作时，以右手握住针柄后端，食指伸直压在针柄中段，利用手腕力量均匀而有节奏地弹刺、叩打一定部位。刺血所要求的刺激强度宜大，以用力叩击至皮肤上出血如珠为度。本法对某些神经性疼痛、皮肤病均有较好疗效。

（4）挑刺法：此法操作时以左手按压施术部位两侧，使皮肤固定，右手持三棱针或粗圆针，将腧穴或反应点挑破出血；或深入皮内，将部分纤维组织挑出或挑断，并挤压出血，然后局部盖上消毒敷料并固定。常用于治疗目赤肿痛、丹毒、乳痈、痔疮等疾病。

（5）割点法：此法是以小眉刀或手术刀切割穴位皮肤、黏膜或小静脉，放出适量血液，然后盖以消毒敷料即可。割点切口一般长 0.5 厘米左右，小静脉则以割破 1/3 为度。

（6）针罐法：此即针刺后加拔火罐放血的一种治疗方法，多用于躯干及四肢近端能扣住火罐处。操作时，先以三棱针或皮肤针刺局部见血（或不见血），然后，再拔火罐，一般留罐 5～10 分钟，待罐内吸出一定量的血液后起之。本法适用于病灶范围较大的丹毒、神经性皮炎、扭挫伤等疾病的治疗。

(7)火针法:此法又名火针刺,是用特制的粗针烧红后,刺入一定部位以治疗疾病的方法。《内经》称粹刺或燔针刺,适用于寒痹、疔毒等疾病的治疗。火针刺血则综合了二者的优点,疗效较佳。如《资生经》载,王执中治其母突发脚肿之症,即"以针置火中令热,于三里穴刺之微见血,凡数次,其肿如失"。

(8)其他:古医籍和民间还有不少刺血方法,现介绍几种,以供研究。

①蛭针法。此法即用活水蛭置于人体一定部位吸血而疗疾。清代医学祁坤称:"蛭针一法,并开门放毒之捷径。"19世纪初期,法国亦曾盛行此法。

②吮砭法。此法又称吮刺法。即医者先以口吮吸所刺部位或病灶处,使毒血凝聚后再刺血的一种治疗方法,适用于霍乱、痧证、丹毒、虫毒所伤等疾病的治疗。如祁坤《外科大成》载:"丹毒之法,急令人用甘草煎脓汁漱口净,随患处遍吮之,使毒各聚一处……随行砭刺。如赤晕走撤遍身,难以悉砭者,令人吮胸背、四肢等数处而砭之,令微出血以泻其毒,血红者轻,紫者重,黑者死。"

③嚏血法。此即以草茎或散药刺激鼻中取嚏而使鼻中出血以泻邪的治疗方法,为张子和所创。《儒门事亲》载有治"两目暴鞭炮,肿痛不止,眼胀胬膜,速宜用秆草左右鼻窍内弹之,出血立愈"。又治"目赤肿痛不能开睛,以青金散鼻内搐之,鼻内出血更妙"。

6. 刺血疗法的禁忌有哪些

临床应用刺血疗法,有宜有忌。因此,必须根据患者的病情、体质，以及刺血部位和某些特殊情况，灵活掌握，以防发生意外。概而言之，刺血禁忌有以下几个方面。

（1）在临近重要内脏的部位刺血，切忌深刺。

（2）动脉血管和较大的静脉血管，禁用刺血。直接刺破浅表小血管放血，是刺血的基本方法。但要严格掌握操作手法，切忌捣针。对动脉血管和较大的静脉血管，包括较重的曲张静脉，应禁止刺血。刺大血管附近的穴位，亦须谨慎操作，防止误伤血管。

（3）虚证，尤其是血虚或阴液亏损患者，禁用刺血《灵枢·血络论》指出：“脉气盛而血虚者，刺之则脱气，脱气则仆。”因此，血虚（包括较重的贫血、低血压及常有自发性出血或损伤后出血不止的患者）应禁用刺血，以免犯虚虚之戒。血与汗同源，为津液所化生，故对阴液素亏或汗下太过者，亦禁用放血。

（4）孕妇及有习惯性流产史者，禁用刺血。

（5）患者有暂时性劳累、饥饱、情绪失常、气血不定等情况时，应避免刺血，宜等这些临时情况消除后再施刺血。

7. 常用刺血疗法处方

方 1

【取　穴】　舌根部。

【方　法】　用围刺与点刺放血法。用毫针在舌根部，采用围刺与点刺相结合手法，速刺疾出，使之微出血即可。

【主　治】　中风失语。

方 2

【取　穴】　肩髃、曲泽、委中；配穴：委阳、腰俞。

【方　法】　用点刺出血法。先取主穴,效果不显再加用配穴。用三棱针在所选穴位或穴位附近血络点刺出血,令每穴出血少许(适量)。针后,再在手足局部穴位针孔拔闪火罐,每日或隔日1次,10次为1个疗程。

【主　治】　中风后遗症(以半身不遂,舌强语謇为主症者)。

方 3

【取　穴】　上肢偏瘫者,取太阳、肩髃、曲泽、手背肿处;下肢偏瘫取风市、阳陵泉、丘墟、足背肿处;伴语言不清者,配金津、玉液;若半身不遂者,则上、下肢取穴全用。

【方　法】　用点刺放血法。先用三棱针在所选穴位上点刺出血(适量),再用散刺放血法,即用梅花针在手背或足背肿处以重叩散刺至出血少许。语言不清者,加点刺配穴出血;针后,在肩髃、足背出血处或风市、足背出血处拔火罐,留罐10～15分钟。3日1次,10次为1个疗程。

【主　治】　中风后遗症,肢体偏瘫。

方 4

【取　穴】　肩髃、曲泽、委中,配穴:委阳、腰俞及手足局部穴位。

【方　法】　用点刺放血法。一般取主穴,重则加用配穴。用三棱针在所选穴位或穴位附近血络点刺出血;针后在手足局部穴位上拔火罐,留罐10～15分钟。3日1次,10次为1个疗程。

【主　治】　中风后遗症。主要是脑出血、脑血栓形成、脑血管痉挛等病后遗症，以半身不遂、舌强语謇为主症。

方 5

【取　穴】　①委中（双）。②合谷、太冲、廉泉。

【方　法】　1组穴用刺血加拔罐法，先用三棱针点刺，针后拔火罐，以出血约 5 毫升为度；2组穴用毫针刺，合谷、太冲穴用强刺法，廉泉穴用平刺法。每日 1 次，一般连用 5 次即可。

【主　治】　中风先兆，素有高血压病史。

方 6

【取　穴】　①十宣、太冲。②督脉大椎至尾骨部，背部膀胱经内侧循行线。

【方　法】　1组穴用捏紧放血法。用三棱针点刺出血，或用手指挤压放血，令各穴出血 3～5 滴为度，以后递减；2组穴用拔火罐，至皮肤紫红为度。隔日 1 次，10 次为 1 个疗程。

【主　治】　中风。

方 7

【取　穴】　上肢瘫痪取华佗夹脊（胸椎$_{1～3}$）。下肢瘫痪取华佗夹脊（腰椎$_{1～5}$）。

【方　法】　用点刺放血法。随症取穴，以三棱针对准所取穴位点刺出血，见血即止，每周 1～2 次。

【主　治】　中风后遗症。

方 8

【取　穴】　上肢取曲泽、尺泽、曲池、外关；下肢取委中、阴陵泉、委阳、八风。配穴:手指活动障碍者,加阳池、八邪、中渚;语言不利者,加金津、玉液。

【方　法】　用刺血加拔罐法。每次取上下肢各1～2个主穴,配穴酌选。常规消毒后,用三棱针点刺穴位处较明显的静脉,出血后拔小型火罐,出血5～10毫升;伴语言不利者,点刺金津、玉液。每5日1次,10次为1个疗程。

【主　治】　中风后遗症(偏瘫、伴语言不利、面瘫)。

方 9

【取　穴】　①委中(或委阳)、尺泽(或曲泽)、太阳。②配穴:百会、风府、哑门、风池、大椎。

【方　法】　用点刺放血法。用三棱针由下向上点刺主穴,根据病情再点刺配穴,各挤出血液少许,每7～15日治疗1次。同时一定要配以滋补肝肾、养阴息风之剂。

【主　治】　中风后遗症。

方 10

【取　穴】　手足井穴(取瘫侧)。

【方　法】　用点刺放血法。从手太阴肺井穴少商开始,按照十二经脉循环传注顺序,以毫针依次点刺,不拘于出血否,每次各穴点刺一遍,每日点刺1次,10次为1个疗程,每个疗程间隔5～7日。

【主　治】　中风后遗症(偏瘫)。

第7法　中风水针疗法

1. 何谓水针疗法

水针疗法又称穴位注射,是中西医结合的一种新疗法,它是根据所患疾病,按照穴位的治疗作用和药物的药理作用,选用相应的腧穴和药物,将药液注入腧穴内,以充分发挥腧穴和药物对疾病的综合作用,从而达到治疗疾病目的的一种方法。

(1)穴位注药:有中药、西药及中西药物混合制成的针剂。

(2)穴位注水:如生理盐水、注射用水及低浓度的葡萄糖溶液等。

(3)穴位注液:即穴位注射组织液。

(4)穴位注气:亦称穴位充气疗法,常用氧气、空气等。

(5)穴位注血:即抽取患者血液注射于穴位上。

(6)穴位注油:用某种植物油,如花生油、生姜油等。

2. 水针疗法的作用及特点

水针疗法是以中医基本理论为指导,以激发经络、穴位的治疗作用,结合近代医药学中的药物药理作用和注射方法而形成的一种独特疗法。使用时,将注射针刺入穴位后,用提插手法,使其得气,抽吸无回血后再将药液缓缓注入穴位,从而起到穴位、针刺、药物三结合的作用。一方面针刺和药物作用直接刺激经络线上的穴位,产生一定疗效;另一方面,穴位注射后,药物在穴位处存留的时间较长,可增强与延长穴位的治疗效能,并使之沿经络循行以疏通经气,直达相应的病理组织器官,充分发挥穴位和药物的共同治疗作用;再有,药物对穴位的作用亦可通过神经系统和神经体液系统作用于机体,激发人体的抗病能力,产生出更大的疗效。所以,水针疗法不仅为针刺治病提供了多种有效的特异性穴位刺激物,也为药物提供了有相对特异性的给药途径(经络穴位),能减少用药量,提高疗效,是一种很有前途的治疗方法。

水针疗法具有以下特点:

(1)既有针刺对穴位的机械性刺激,又有药物等化学性刺激,二者发生协同作用,更有利于调整机体的功能以达到治疗目的。

(2)穴位注射操作方法,虽较一般注射稍为复杂,但与针刺术的手法比较,则易于掌握。

(3)水针疗法用极小剂量的药物,即可取得和大剂量肌内注射同样的效果,所以不仅能提高疗效,也可以减少用药量。由于用药量的减少,相应的某些药物的不良反应也减低,如哌替啶(度冷丁)常规注射,一般 25～50 毫克,有的患者即可发生头晕、恶心,而小剂量(10 毫克左右)穴位注射,效果不低,不良反应则甚轻微。

(4)一般患者穴位注射以后,即可随意活动,较之针刺留针法缩短了治疗时间。

(5)注入的液体用量多时刺激范围大,且吸收需要一定时间,可于穴位内维持较长时间的刺激,延长治疗时效。

3. 水针疗法的操作方法

（1）用具：使用消毒的注射器和针头。根据注射药物的剂量大小及针刺的深度选用不同的注射器和针头，常用的注射器为 1 毫升（用于耳穴和眼区穴位）、2 毫升、5 毫升、10 毫升，常用针头为4～6 号普通注射针头、牙科用 5 号长针头及封闭用长针头，穴位注血则以 6.5～7 号针头为宜。

（2）操作方法

①操作程序。根据所选穴位及用药量的不同选择合适的注射器和针头。将选好穴位的部位充分裸露，找准穴位，避开血管、瘢痕，局部皮肤常规消毒后，用无痛快速进针法将针刺入皮下组织，然后缓慢推进或上下提插，探得酸胀等得气感应后，回抽一下，如无回血，即可将药物推入。一般疾病用中等速度推入药液；慢性病、体弱者用轻刺激，将药液缓慢轻轻推入；急性病、体强者可用强刺激，快速将药液推入。如需注入较多药液时，可将注射针由深部逐步提出到浅层，边退边推药，或将注射针更换几个方向注射药液。注射完退针后，如发现针孔溢液或出血，可用消毒干棉球压迫。一般注射后让患者稍事休息，以便观察反应。

②注射角度与深度。根据穴位所在部位与病变组织的不同要求，决定针刺角度及注射的深浅。同一穴位可从不同的角度刺入，也可按病情需要决定注射深浅度。如三叉神经痛于面部有触痛点，可在皮内注射成"皮丘"；腰肌劳损多在深部，注射时宜适当深刺等。

③药物剂量及浓度。穴位注射用药总量须少于常规注射用量，具体用量应按病情、年龄、注射的部位及药物的性质和

浓度等多方面情况而灵活掌握。一般头面部和耳穴等处用药量较小,每个穴位一次注入药量为 0.1～0.5 毫升;四肢及腰背部肌肉丰厚处用药量较大,每个穴位一次注入药量为 1.5～2 毫升。刺激性较小的药物,如葡萄糖、生理盐水等用量较大,如软组织劳损时,局部注射葡萄糖液可用 10～20 毫升以上;刺激性较大的药物(如乙醇),以及特异性药物(如阿托品、抗生素)一般用量较小,即所谓小剂量穴位注射,每次用量多为常规剂量的 1/10～1/3。中药注射液的常用量为 1～2 毫升。由于穴位注射的部位不同于常规注射部位,所用药液的浓度须小于常规注射浓度,用前一般以生理盐水或注射用水稀释。

④疗程。一般每日或隔日注射 1 次,反应强烈者可隔 2～3 日 1 次。穴位可左右交替使用,7～10 天为 1 个疗程,休息 3～5 天再进行下 1 个疗程的治疗。

4. 水针疗法的穴位选择

(1)一般针灸辨证选穴:水针疗法一般可根据针灸治疗时的处方原则进行辨证选穴,其具体方法有以下几种。

①近部选穴。即在患病的脏腑、五官、肢体的部位,就近选取腧穴进行注射。例如,胃病取中脘、梁门;肾病取肾俞、志室;肩病取肩髃、肩井;膝病取膝关、膝眼;鼻病取迎香、巨髎;面颊病取颧髎、颊车;口齿病取大迎、承浆。既可单经取穴,也可数经同用,旨在就近调整受病经络、器官的阴阳气血。

②远部取穴。又称远道取穴,即在受病部位的远距离取穴治疗。如《针灸聚英·肘后歌》说:"头面之疾寻至阴,腿脚有疾风府寻,心胸有疾少府泻,脐腹有疾曲泉针。"即是远部选

穴的范例。此法在具体应用中,又有本经取穴和异经取穴之分。

●本经取穴。当确诊病变属于何脏何经之后,即可选该经有关穴位治疗。如肺病取太渊、鱼际,脾病取太白、三阴交等。

●异经取穴。当病变相互影响,彼此相关时,治疗亦必须标本兼顾。如呕吐属胃病,应取中脘、足三里,若由肝气上逆导致胃气不降而呕吐时,则当同时取太冲、肝俞平肝降逆,使胃不受侮,而呕吐可平。又如,鼓胀水肿晚期,呈现肝、脾、肾数脏同病的证候,针灸处方常常选用三经以上的穴位。因此,异经取穴法在处理复杂病例的过程中,应用十分广泛。

●对症选穴。是针对个别症状的治疗措施,一般属于治标的范畴。如大椎退热、人中苏厥、神门安神、关元温阳等。个别症状的解除,可以为治本创造有利条件,应用时根据病情的标本缓急,适当地采用对症选穴法,也是水针疗法中不可忽视的环节。

(2)寻找阳性反应点:水针的特点之一是临床常结合经络、经穴的触诊法选取阳性反应点进行治疗。即用拇指或食指指腹以均匀的力量在患者体表进行按压、触摸、滑动,以检查其有无压痛、条索状或结节等阳性反应物,以及皮肤的凹陷、隆起、色泽的变化等。触诊检查的部位一般是背腰部的背俞穴,胸腹部的募穴,四肢部则沿经络循行路线触摸,尤其是原穴、郄穴、合穴等特定穴位及一些经验穴。有压痛等阳性反应者,注入反应点往往效果好;反应不明显者,也可取有关俞、募、郄穴进行治疗。

各系统疾病阳性反应易出现的部位:呼吸系统疾病在胸椎$_{3、5、11}$两旁和肺俞、中府、膻中、风门、孔最等穴处;循环系统疾病在胸椎$_{4、5}$两旁和厥阴俞、心俞、神门、阴郄等穴处；消化系统疾病在胸椎$_{5、6、9、10、11、12}$两旁和肝俞、胆俞、脾俞、胃俞、大肠俞、小肠俞、中都、地机、胃热穴、肝热穴、脾热穴等腧穴处；神经系统疾病在胸椎$_{4～9}$、腰椎$_2$两旁和心俞、厥阴俞、肾俞等穴处；泌尿系统疾病在胸椎$_{5～7}$、腰$_2$至骶椎两旁和肾俞、膀胱俞等处；运动系统疾病在阿是穴（压痛点）、肾俞、胆俞和受伤组织周围；皮肤疾病在胸椎$_{3、10}$两旁和肺俞、脾俞、曲池、血海等穴处。

（3）特殊病症的选穴：软组织损伤者可选取最明显的压痛点；较长肌肉的肌腹或肌腱损伤时，可取肌肉的起止点；腰椎间盘突出症，可将药液注入神经根附近。

（4）耳部选穴

①按解剖相应部位取穴。即根据人体的患病部位，在耳廓的相应部位取穴。如眼病取目1、目2穴；胃病取胃穴；妇女经带病取子宫穴。

②藏象辨证取穴。即根据中医藏象学说的理论，按照各脏腑的生理功能和病理表现进行辨证取穴。例如，皮肤病，按"肺主皮毛"的理论，选用肺穴；又如，治疗心血管疾病时，根据"心与小肠相表里"的理论，取小肠穴常能取得满意效果等。

③经络辨证取穴。又可分为循经取穴及经络病候取穴。循经取穴即根据经络循行部位取穴，如坐骨神经痛（后支），其部位属足太阳膀胱经的循行部位，即取膀胱穴治疗；偏头痛其部位属足少阳胆经的循行部位，故取胰胆穴治疗。经络病候取穴是根据经络之"是动则病""所生病"的病候来取穴，如齿痛，手阳明大肠经是动则病为齿痛，故取大肠穴来治疗。

④对症选穴。根据现代医学的生理、病理知识，对症选用

有关耳穴。如月经病取内分泌穴,神经衰弱取皮质下穴,过敏、风湿病可取肾上腺穴。

⑤经验选穴。即根据临床实践经验,选用有效耳穴。如耳中穴用于治疗膈肌痉挛,又用于血液病和皮肤病;胃穴用于消化系统病症,又用于神经系统疾病;止痛、镇静、安神用神门穴;老花眼取枕穴;腰腿痛取外生殖器穴等。

耳穴注射应选用易于吸收、无任何刺激性的药物,注射时针头斜面向下,注射在皮下与耳软骨之间,每穴注射 0.1～0.3 毫升,呈现一小丘疹,每次 1～3 穴,隔日注射 1 次,5～10 次为 1 个疗程。一般先注射一侧,两侧交替应用,注药针头宜细,不要过深,以免注入骨膜内,亦不要过浅注于皮内。

5. 水针疗法的禁忌证

水针疗法一般是很安全的,并无绝对禁忌证,如所取穴位处有炎症、湿疹、疖肿或化脓等情况时,可另选具有同样治疗作用的穴位注射。但为安全起见,遇到下列情况应慎用或不予使用。

(1)月龄较小而体质又弱的婴儿。

(2)体质过分衰弱或有晕针史者。

(3)孕妇下腹部及腰骶部不宜用此法。

(4)穴位局部感染或有较严重皮肤病者局部穴位不用。

(5)诊断尚不清的意识障碍患者。

(6)对某种药物过敏者,禁用该药。

6. 水针疗法的注意事项

(1)治疗时应对患者说明治疗特点和注射后的正常反应。

如注射后局部可能有酸胀感,4~8 小时局部有轻度不适,有时不适感持续时间较长,但一般不超过 1 天。如因消毒不严而引起局部红肿、发热等应及时处理。

(2)严格遵守无菌操作、防止感染,最好每注射一个穴位换一个针头。使用前应注意药物的有效期,不要使用过期药物;并注意检查药液有无沉淀变质等情况,如已变质即应停止使用。

(3)注意药物的性能、药理作用、剂量、配伍禁忌、不良反应和过敏反应。凡能引起过敏反应的药物,如青霉素、硫酸链霉素、盐酸普鲁卡因等,必须先做皮试,皮试阳性者不可应用。不良反应较严重的药物,使用应谨慎。某些中草药制剂有时也可能有不良反应,注射时应注意。

(4)水针治疗一般药液不宜注入关节腔、脊髓腔和血管内。若药液误入关节腔,可引起关节红肿、发热、疼痛等反应;误入脊髓腔,有损害脊髓的可能。所以,取穴注射药物应避开关节腔、脊髓腔、血管等。

(5)在主要神经干通过的部位做穴位注射时,应注意避开神经干,以不达到神经干所在的深度为宜。如针尖触到神经干,患者有触电感,要稍退针,然后再注入药物,以免损伤神经。

(6)躯干部穴位注射不宜过深,防止刺伤内脏。背部脊柱两侧穴位针尖可斜向脊柱,避免直刺而引起气胸。

(7)年老体弱者,注射部位不宜过多,用药量可酌情减少,以免晕针;孕妇的下腹部、腰骶部穴及合谷、三阴交等穴,一般不宜做穴位注射,以免引起流产。

(8)在下腹部腧穴注射前,应先令患者排尿,以免刺伤膀胱。需多次注射时,穴位应轮流使用,一般每穴连续注射不超过 2～3 次。

（9）注药时如发生剧痛或其他不良反应,应立即停注,并注意观察病情变化。

7. 水针疗法的意外处置和预防

(1)意外的种类

①感染。多由于消毒不严,或药液浓度较大,注于软组织较薄处,长时间不吸收所致。感染局部轻者发炎,重者化脓,甚至形成溃疡,愈合后留有瘢痕;有的发生深部脓肿,出现败血症,如关节腔内感染,可致使关节强直。

②神经损伤。多由于针头较粗,刺伤神经干或因药物作用致使神经麻痹。其中以上肢正中神经、桡神经及下肢腓神经损伤者较多,颜面神经损伤及小儿坐骨神经损伤者偶有所见。

③药物过敏。轻者局部或全身出现药疹,甚者可出现过敏性休克。

(2)处置办法

①一旦发生意外,应以积极态度迅速进行有效的治疗,以防止继续发展、恶化。

②对于感染者应做到早期发现,早期治疗,防止化脓,如已化脓应予以外科处理。

③神经麻痹的治疗,常用维生素 B_1、维生素 B_{12}、加兰他敏注射,中药内服或熏洗,以及针灸、理疗、功能锻炼等。轻者经过治疗尚可恢复,重者经治疗 1 年尚不好转者,则难以恢复。

④发生过敏反应时,应立即停药,应用脱敏药物进行治

疗。如遇过敏性休克者需迅速抢救。

（3）预防措施

①必须按操作规程进行操作，熟悉各条注意事项。

②树立良好的医德，操作细心认真。

③严密消毒，必须有严格的无菌观念。

④所用药物必须清楚，对于新的制剂，未经鉴定，不可随意用于人体。

⑤进针探找感觉，不可猛刺、乱刺，如遇强烈触电感并沿神经走行放散，多为刺中较大神经干，需将针头退出少许，再注入药液。

8. 常用水针疗法处方

方 1

【选　穴】　风府、哑门、风池。

【方　法】　用10%红花液2毫升加10%葡萄糖注射液2毫升，每穴注射1毫升，3日注射1次，10次为1个疗程。

方 2

【选　穴】　①上肢瘫。肩髃、曲池、外关、合谷。②下肢瘫。环跳、风市、阳陵泉、足三里。③口眼㖞斜。地仓、颊车、下关、翳风。④失语。廉泉、金津、玉液。

【方　法】　用红花、当归、川芎注射液，每穴注入0.2～2毫升；或用维生素 B_{12} 0.1毫升或 B_1 100毫克，分别注入上穴。每日1次，7次为1个疗程。

方 3

【选　穴】　水突。阳亢配太冲;风盛配风池、风府;阴虚配太溪;痰盛配丰隆。

【方　法】　患者仰卧位,枕头置于项背下,使头后仰,充分暴露颈前区,水突穴常规消毒后,用左手食指横向推开颈总动脉,每侧注射2毫升,先注射健侧,后注射患侧,然后用6毫升注射于配穴。每日1次,10次为1个疗程。

方 4

【选　穴】　上肢瘫选肩髃、曲池、外关、合谷;下肢瘫选环跳、风市、阳陵泉、足三里;口眼㖞斜选地仓、颊车、下关、翳风;失语选廉泉、金津、玉液。

【方　法】　用当归注射液每穴注入0.2～2毫升。

方 5

【选　穴】　上肢取肩髃、曲池、手三里、合谷;下肢取肾脊、髀关、迈步、四强、阳陵泉、足三里、太冲、昆仑。

【方　法】　以上穴位均交替使用,每次上下肢各选3～4穴,用醋谷胺(乙酰谷酰胺)注射液100毫克,川芎嗪注射液2毫升混合后穴封,每次每穴注射药液0.2～0.3毫升。

第8法 中风足针疗法

1. 何谓足针疗法

足针疗法是民间疗法精华之一,是中医学中一种独特的、操作简便而安全有效的针刺治疗方法,即用28～30号1～1.5寸长的毫针,在足部上的经穴,经外奇穴和足针穴运用一定的操作手法,给予适当的良性刺激,以达到疏通经络、调节脏腑、调和阴阳、祛邪扶正、防治疾病的目的。这种疗法在民间广泛流传和长期应用,深受广大群众的欢迎。

2. 常用足针疗法有哪些

方 1

【取　穴】　足三里、阳陵泉、悬钟、承山、三阴交、解溪。

【方　法】　每次选2～3个穴,交替使用。局部常规消毒后,用1～1.5寸长的毫针直刺,得气后留针30分钟,行强刺激,用泻法;也可同时用艾灸、电针以加强刺激。每日1次,10次为1个疗程。

方 2

【取　穴】　丘墟、申脉、百会、曲池、通里(双)。

【方　法】　局部常规消毒后,取1寸长的毫针直刺,其中丘墟透申脉,用先补后泻手法,待症状改善后,加配足三里用补法,每日 1 次,每次 20 分钟,10 次为 1 个疗程。

方 3

【取　穴】　①涌泉、太冲、肝阳、跟中、大都、临后、照海。②太冲、太溪、申脉、上溪、足中平。

【方　法】　局部常规消毒后,先取①组穴,用 1 寸长的毫针直刺,先针健侧,后针患侧,每日 1 次,补患侧、泻健侧,以阴引阳以阳引阴,后改取②组穴。

方 4

【取　穴】　涌泉(双)。

【方　法】　局部常规消毒后,用 1.5 寸长的毫针徐徐垂直刺入双侧涌泉穴 0.5 寸左右,待得气后停止进针,每隔 5 分钟运针 1 次,运针时要"微旋而徐推之",即捻转幅度宜小,拇指迅速向前捻,回捻时要慢,每次运针 30 秒,留针 30 分钟后迅速出针,出针时用棉球迅速按闭针孔。每日 1 次,10 天为 1 个疗程。针后加艾灸。

方 5

【取　穴】　①肝阳、肝灵、太冲、照海、大都、太溪。②承敦、太冲、中焦、水泉、临后。

【方　法】　局部常规消毒后,先取①组穴,用 1 寸长的毫针直刺,补患侧、泻健侧,每日 1 次,继改取②组穴。

方 6

【取　　穴】　隐白。

【方　　法】　局部常规消毒后,用 1 寸毫针按一般井穴速刺法,略加捻转,拇指向前捻,直至引起患腿发生缩腿反射为止,根据病情,每日或隔日针刺 1 次。

方 7

【取　　穴】　①涌泉(患侧)。②太冲、丰隆、足三里、阳陵泉、环跳、合谷、曲池、肩髃。

【方　　法】　局部常规消毒后,用 1 寸毫针,取①组穴刺入 0.3～0.6 寸,行强刺激,用平补平泻法,留针 10～20 分钟每日 1 次;继用①组穴,加刺②组穴,配服镇肝息风汤合半夏白术天麻汤加减,每日 1 剂,水煎两次和匀,早晚各半温服。

方 8

【取　　穴】　①解溪、昆仑、太冲、太溪。②太冲、太溪、行间、涌泉。

【方　　法】　上列 2 组随症选用。局部常规消毒后,用 1 寸长毫针直刺 0.3～0.5 寸深,得气后留针 10～20 分钟,行中刺激,泻健侧、补患侧,每日或隔日 1 次,10 次为 1 个疗程。

第9法 中风艾灸疗法

1. 何谓艾灸疗法

艾灸疗法是用艾绒制成的艾炷或艾条,烧灼或熏烤体表穴位或患部,使局部产生温热或轻度灼痛的刺激,以调整人体的生理功能,提高身体抵抗力,从而达到防病治病目的的一种治疗方法。

2. 艾灸的材料有哪些

常用艾灸材料有以下几种。

(1)艾绒:艾绒是艾叶晒干后,捣舂极细,除去杂质,如纤绒样,放入罐中,密封备用。

(2)艾炷:将艾绒揉成塔形小体即艾炷。大小可分3种:小者如粟粒,稍大者如半个枣核,大者如拇指头。

(3)艾条:以艾绒,或掺入芳香温通之中药细粉,制成条状。不掺药的叫"艾条",掺药的叫"药条"。具体制法:取艾绒24克,平铺在26厘米长、20厘米宽、质地柔软疏松而有坚韧的桑皮纸上,将其卷成直径约1.5厘米的圆柱形,越紧越好,然后用胶水或糯糊封口即成。

3. 艾灸疗法的操作方法

(1)施灸壮数和艾炷大小:艾炷之大小和灸壮之多少须按

病情和穴位之所在部位而定。如在头面和耳尖部以小艾炷为好,四肢及胸背部以大点艾炷为宜。《明堂下经》说:"凡灸欲炷下广三分,若不三分,则火气不达,病未能愈。"指出艾炷下要广三分方可,否则,艾火之气不能深达脏腑经络之间,将直接影响疗效。在一般情况下,艾炷还是稍大点好。灸治小儿,艾炷宜小。按疾病的寒热虚实,决定施艾壮数,一般3～5壮,亦可灸数十壮。

(2)直接灸:将艾炷直接放在穴位上烧灼,一般用小艾炷。根据烧灼的程度不同,又可分为瘢痕灸、无瘢痕灸两种。

①瘢痕灸。用小艾炷在穴位上燃烧,至整个艾炷燃完,另换一炷继续点燃。此法能使局部皮肤灼伤起疱,化脓结瘢,故又称"化脓灸"。一般在6周左右施行一次,或者在三伏天进行一次。对于某些顽固性疾病有一定疗效。但因操作麻烦,患者有一定痛苦,故很少使用。

②无瘢痕灸。用中等艾炷放在穴位上点燃,待艾炷烧剩1/2或1/4时,患者感到舒适而稍有灼热,即将未燃尽之艾炷去掉,另换一炷,放于原穴位上再灸。此为常用的灸法,适用于身体虚弱的慢性病。

(3)间接灸:亦称隔物灸,即在皮肤和艾炷之间加一层物垫衬,使艾炷不直接和皮肤接触,仅有热的传导,常用的有以下几种。

①隔姜灸。切0.1～0.2厘米厚的鲜姜一片,用针扎许多细孔,平放在施灸的皮肤上,上面再放艾炷灸之。当患者感到灼热时,即另换一炷,灸至局部红润、灼热为止。对皮肤薄嫩的患者,可以减少壮数,以免灼伤皮肤。此法不但有艾灸的作用,而且有生姜的散寒通经作用。

②隔蒜灸。与隔姜灸方法相同,仅以独头蒜片代姜片。此法除灸穴位外,还可以在未化脓的肿疡上施灸。

③隔葱灸。将葱白平铺于肚脐上,上置大艾炷灸之。

④附子饼灸。用制附子细末,酒和做成小饼,直径约1.5厘米,中间穿孔,上置艾炷灸之。

⑤隔盐灸。用干净食盐,炒后填平肚脐,上置大艾炷灸之。

(4)艾条灸:艾条灸分温和灸、雀啄灸、回旋灸3种。

①温和灸。术者手执点燃艾条,对准需灸的穴位或患部,其距离以患者感到温热,舒适为度。一般距皮肤1.5~3厘米,每穴灸3~15分钟,灸至皮肤产生红晕为止。此为灸法中最常用的一种。

②雀啄灸。手持点燃艾条,对准穴位,如鸟雀啄食状,一起一落断续施灸,艾火与皮肤一般距3厘米左右,可灸3~5分钟。此法多用于小儿和晕厥急救。

③回旋灸。用点燃的艾条在皮肤上往复盘旋灸。用于面积较大的肢体麻木,皮肤病。

(5)温针灸

①一切准备工作均同毫针针刺疗法。

②按照针刺疗法将针进到一定深度,找到感应,施用手法,使患者有酸麻沉胀的感觉,留针不动。

③在针尾装裹如枣核大或如小枣子大的艾绒,点火使燃。或用艾卷剪成长约2厘米一段,插入针尾,点火加温。

④一般温针燃艾可1~3炷,使针下有温热感即可。

⑤留针15~20分钟,然后缓慢起针。

(6)器械灸:是借助器械使艾烟达到治疗部位,如盒灸、肛灸等。

4. 艾灸治疗中风的机制

艾灸治疗中风,其实与针刺治疗中风有很多相似之处,也是通过刺激穴位和有关部位,借助艾条在燃烧时所产生的药力和热力,温通经络、活血化瘀,并通过经络的传导作用,进一步调整脏腑的功能。从西医的角度来说,艾灸疗法可以改善人体的微循环,在对头部的穴位进行灸疗后,可以扩张脑血管,不同程度地改善脑血管的弹性,起到了增加脑部血流量的作用,有利于大脑功能和脑细胞的恢复,明显地改善了患者的临床症状。艾灸疗法不仅对于中风有疗效,对于易导致中风的几大因素如高血压、高血脂,都有治疗作用,它可以通过直接或间接的途径调整脂肪的代谢,以达到降血脂的目的;用艾条灸足底的涌泉穴,可以使偏高的血压下降,对于这些诱发中风因素的治疗,正是中医所一直强调的未病先治,有病早治,无病预防的思想。

5. 艾灸疗法的作用

(1)温通经络,祛散寒邪:《素问·异法方宜论篇》记载,"脏寒生满病,其治宜灸治"。由于艾叶的药性是生温熟热,艾火的热力能深透肌层,温经行气,因此灸法具有很好的温通经络、祛风散寒的作用,临床可用于寒邪为患的病症。

(2)升提中气,引气下行:《灵枢·官能》记载,"上气不足,推而扬之;下气不足,积而从之"。灸法对气血的运行能起"推而上之"或"引而下之"的引导作用。如预防中风的发作,可灸治下肢的足三里穴和绝骨穴,以平肝降逆、引气下行;对于气虚阳气下陷的脱肛、久泄等症,可灸巅顶的百会等穴,以开提阳气。疾病的产生多由于气血失调所致,而灸法能引导气血,可见其适用范围甚为广泛。

(3)回阳固脱,补气培本:《本草从新》指出,"艾叶苦辛……纯阳之性,能回垂绝之阳……"可见灸法具有补气培本、回阳固脱的功效。临床对阳气虚脱而出现的大汗淋漓、四肢厥冷、脉微欲绝的脱证,以及遗尿、阳痿等都可随证选用。

(4)行气活血,散瘀消肿:气为血之帅,血随气行,气得温则疾,气行则血行。灸法为温热刺激,可使气机温调,营卫和畅,起到行气活血、消瘀散结的作用。故对各种痛证、瘰疬、寒性疖肿及乳痛初起等,都可选用本法治疗。

6. 常用艾灸疗法处方

方 1

【取　穴】

主穴:肩髃、曲池、外关、合谷、环跳、阳陵泉、足三里、三阴交、丰隆、昆仑、解溪。

配穴:胸满痞闷、不思饮食者,加中脘、内关;便溏、纳呆者,加天枢、中脘;语言不利者,加哑门、廉泉;口眼㖞斜者,加阳白、下关、地仓、颊车、内庭等。

【方　法】　①温和灸。每次选用5～7穴,每穴灸20～30分钟,1周为1个疗程。②艾炷灸。每次选用3～5穴,每穴灸5～10壮,艾炷如黄豆大,隔日灸1次,10天为1个疗程。③温针灸。每次选用5～7穴,每穴灸20～30分钟,日灸1次,10天为1个疗程。

方 2

【取　穴】　中脘（单穴）、足三里（双穴）、神阙（单穴）。

【方　法】　每穴每次用艾条温和灸，或用艾绒温筒灸25～30分钟，每日灸治1次，与其他灸方循环温灸。

方 3

【取　穴】　环跳（双穴）、阳陵泉（双穴）、神阙（单穴）。

【方　法】　每穴每次用艾条温和灸，或用艾绒温筒灸25～30分钟，每日灸治1次，与其他灸方循环温灸。

方 4

【取　穴】　风市（双穴）、申脉（双穴）、神阙（单穴）。

【方　法】　每穴每次用艾条温和灸，或用艾绒温筒灸25～30分钟，每日灸治1次，与其他灸方循环温灸。

方 5

【取　穴】　肩髃（双穴）、曲池（双穴）、神阙（单穴）。

【方　法】　每穴每次用艾条温和灸，或用艾绒温筒灸25～30分钟，每日灸治1次，与其他灸方循环温灸。

方 6

【取　穴】　风池（双穴）、悬钟（双穴）、神阙（单穴）。

【方　法】　每穴每次用艾条温和灸，或用艾绒温筒灸25～30分钟，每日灸治1次，与其他灸方循环温灸。

方 7

【取　穴】　肾俞（双穴）、照海（双穴）、神阙（单穴）。

【方　法】　每穴每次用艾条温和灸，或用艾绒温筒灸25～30分钟，每日灸治1次，与其他灸方循环温灸。

方 8

【取　穴】　百会（单穴）、风池（双穴）、肩髃（双穴）、曲池（双穴）、大椎（单穴）。

【方　法】　穴位上置姜片，姜片上放艾炷施灸。每穴每次灸治5～9壮，艾炷如黄豆或枣核大，每日灸治1次，10～15次为1个疗程，疗程间隔5天。

方 9

【取　穴】　环跳（双穴）、阳陵泉（双穴）、风池（双穴）、悬钟（双穴）、足三里（双穴）。

【灸　法】　穴位上置姜片，姜片上放艾炷施灸。每穴每次灸治5～9壮，艾炷如黄豆或枣核大，每日灸治1次，10～15次为1个疗程，疗程间隔5天。

方 10

【取　穴】　①人中、内关、劳宫、足三里、丰隆、太冲。②百会、肾俞、命门、神阙、气海、关元、足三里。虚汗不止者，加阴郄；虚阳浮越者，加灸命门、气海俞、涌泉。

【方　法】

(1)方①灸法：①用艾炷无瘢痕灸，每穴灸5～7壮，每日灸1次,中病即止。②用艾炷隔巴豆糊灸,取巴豆末适量,用醋调成糊状,纳满脐窝,上放生姜片,再置艾炷施灸,壮数不限,灸至苏醒为止。③用艾条温和灸,上穴各灸20~30分钟,每日灸1或2次。④用温针灸,上穴各灸3壮(或15~20分钟),每日1次。

(2)方②灸法:①用艾柱隔盐灸,在神阙、关元穴,以大艾炷隔盐灸之,壮数不限,以阳回厥苏为度。②用艾炷隔姜(或附子饼)灸,每次取3~5穴,采用大面积灸法,持续4~8小时,壮数不限,每日灸1或2次,以灸至苏醒为度。③用雷火针灸,在气海、关元穴各按灸9次,每日灸2次。

【主　治】　中风(中脏腑闭证用方①,脱证用方②)。

方 11

【取　穴】　①以循经取穴为主,上肢瘫痪取肩髃、肩髎、曲池、外关、阳池、后溪、合谷等;下肢瘫痪取环跳、髀关、伏兔、风市、阴市、阳陵泉、足三里、绝骨、解溪、昆仑等。②神阙、颊车。③百会、神阙、气海、关元、中脘、三阳络、尺泽、足三里、绝骨、涌泉。

【方　法】

(1)方①灸法:①用艾炷无瘢痕灸,每次取3~6穴,各灸5~7壮,每日灸1次,5次为1个疗程,疗程间休息3日。②用艾条温和灸,每次取3~6穴,各灸15~20分钟,10次为1个疗程。③太乙神针、百发神针灸,每次取3~6穴,各灸10~15分钟,每灸5~7次为度。

(2)方②灸法:取皂角刺末适量,用食醋调制成小圆饼,置神阙、颊车穴上,上放艾炷各灸5~10壮,每日灸1或2次。

同时可参照面神经麻痹治疗。

（3）方③灸法：①用艾炷瘢痕灸，每次取 2～4 穴，各灸 5～7 壮，灸后以起小水疱为度，待灸疮愈后再行复灸，每年可灸 1 或 2 次。②用艾炷隔盐（或隔姜）灸，用食盐填满脐窝或再覆盖姜片，上放艾炷灸 5～7 壮，每日或隔日灸 1 次，10 次为 1 个疗程，疗程间休 5 日。③用艾条温和灸，从冬至起灸关元，每次灸 15～20 分钟，以局部温热舒适为度，每日灸 1 次，连续灸 100 日；选足三里、绝骨、涌泉穴各灸 10～20 分钟，隔日灸 1 次，10 次为 1 个疗程，疗程间休 5 日。

【主　治】　半身不遂①，口眼㖞斜用方②，预防中风用方③。

方 12

【取　穴】　天窗（肢体健侧），百会。

【灸　法】　用艾条温和灸。嘱患者平卧位，充分暴露头颈部，于百会穴处剪去头发。采用艾条，点燃艾条，先灸肢体健侧的天窗穴，艾火距离皮肤 3～4 厘米，以患者感觉温度舒适为度，灸 15 分钟；后灸百会穴，方法同天窗穴，亦灸 15 分钟，每日灸 1 或 2 次。30 日为 1 个疗程，每疗程间休 3～5 日，再行下 1 个疗程。

【主　治】　中风偏瘫。

方 13

【取　穴】　曲池、手三里、阴市、足三里。

【灸　法】　用微波针灸法，采用 DBJ-1 型微波针灸仪，以 28 号或 30 号针若干支。嘱患者仰卧位，用针刺入上穴后，运用手法使之得气,然后将微波导管接到针柄上,并将支架固定好;然后按下电源开关,再分别按下输出分路开关,调整好输出功率,以患者无刺痛为适度。每次 15～20 分钟,隔日 1 次,10 次为 1 个疗程。

【主　治】　脑出血。

方 14

【取　穴】　主穴:肩髃、曲池、外关、合谷、环跳、阳陵泉、足三里、三阴交、丰隆、昆仑、解溪。配穴:胸满痞闷、不思饮食者,加中脘、内关;便溏、纳呆者,加天枢、中脘;语言不利者,加哑门、廉泉;口眼㖞斜者,加阳白、下关、地仓、颊车、内庭等。

【灸　法】　①用艾条温和灸,每次取 5～7 穴,各灸 20～30分钟,每日灸 1 次,7 次为 1 个疗程。②用艾炷无瘢痕灸,每次取 3～5 穴,以黄豆大的艾炷,各灸 5～10 壮,隔日灸 1 次,10 次为 1 个疗程。③用温针灸,每次取 5～7 穴,各灸 20～30 分钟,每日灸 1 次,10 次为 1 个疗程。

上法每疗程间休 3 日后再行下 1 个疗程。

【主　治】　中风。

第10法　中风拔罐疗法

1. 何谓拔罐疗法

拔罐疗法又称"负压疗法"，是用罐状器具，扣在患处或穴位上，用烧火、温热或直接抽取罐中空气的办法，造成罐中负压，使它紧吸在皮肤上，造成瘀血现象，从而起到治病作用的一种常见的民间治疗方法。

拔罐疗法在我国古代称"角法"，是用牛羊角做罐子，后来改用竹管做罐子，最后又改为陶制罐子和玻璃罐子。早在公元281—361年，晋代葛洪著的《肘后方》中就提到"角法"，可以认为是中国拔罐疗法的起源。

拔罐疗法在世界上许多国家被广泛应用。印度、希腊等国使用这种疗法有较长的历史。而当代的拔罐疗法，无论是在火罐的制作，还是操作方法，以及适应证的研究上，都较过去有了进一步的改进和提高。

2. 火罐的种类

（1）竹制火罐：用直径3～5厘米的竹筒，制成8～10厘米长，中间略粗，两端略细，形如腰鼓的圆柱形管子，一端留节做底，罐口打磨光滑。其优点是轻便、耐用、不易损坏。

（2）陶制火罐：由陶土烧制而成，罐口平滑，形如木钵。优点是吸力大，缺点是易于损坏。

（3）玻璃火罐：这是在陶罐基础上加以改进，用玻璃制成的。因其透明，可随时看到拔罐部位的瘀血程度，便于掌握情况，这是它的优点。但也易于损坏。

以上3种火罐，每种又有大、中、小之分，可根据病变部位及疾病性质的不同而选用不同型号的火罐。在农村，病家一时找不到专门制作的火罐，也可就地取材，采用玻璃罐头瓶、药瓶、茶杯、木碗等作为火罐，同样可以解决燃眉之急。

3. 拔罐疗法的操作方法

拔罐疗法可分为火罐法、水罐法、竹管法、推罐法等。现将它们的操作方法分别叙述于后。

（1）火罐法：又有投火法、闪火法、贴棉法、隔盖法之分。

①投火法

●根据病变位置及疾病性质，选择大小适中的火罐1个或数个，以及火柴、酒精棉球或纸片等。

●让患者取合适的体位，将酒精棉球或纸片点着，投入罐中，然后立即将火罐罩在选定的部位，停留适当的时间再起罐。

●起罐时切不可硬拔硬拉，以免撕破皮肤。操作者应以左手扶罐，以右手大拇指沿火罐一侧边缘下压患者肌肤。这样，火罐与肌肤之间就出现一个空隙，空气从这里进入罐内，火罐即自行脱落。投火法适用于侧面横拔，否则容易因燃烧物（纸片或酒精棉球）落下而烫伤皮肤。

②闪火法

●准备好火罐、火柴、酒精棉球、长镊子等用品。

●让患者取合适体位，操作者划着火柴，点燃酒精棉球，然后左手持罐，右手用镊子夹起着火的棉球，在罐内壁中段绕上一周,迅速罩在选定部位,停留适当时间起罐,方法同"投火法"。闪火法比较安全、节约,操作熟练时一个棉球可连续拔5~7个火罐。

③贴棉法

●准备好火罐、火柴、酒精棉球等用品。

●将酒精棉球展成薄片状,贴在火罐内壁中段,点燃后罩在选定部位,停留适当时间再起罐,方法同上。贴棉法不受体位限制,但应注意贴棉的酒精含量不宜太多,否则燃烧的酒精滴下会灼伤皮肤。

④隔盖法

●准备好火罐、火柴、酒精棉球、墨水瓶盖或青霉素瓶橡皮盖等。

●让患者取卧位,将瓶盖放在选定的部位上,凹面向上,将酒精棉球放在瓶盖内,点燃后将火罐罩住瓶盖,即可吸在肌肤上,停留适当时间再起去火罐,方法同上。此法安全可靠。吸力大,易于掌握,宜于初学者使用。

(2)水罐法

●准备5毫升注射器1支,5号注射针头1个,水罐数个(用青霉素瓶或链霉素瓶制作,将瓶底磨掉,边缘要整齐光滑,橡皮盖保留),40℃温水一碗。

●瓶中盛满温水,罩在选定穴位上,然后用注射器将瓶中温水抽出适量,形成负压,使瓶紧吸皮肤,停留5~10分钟再起罐,方法同抽气拔罐法。区别是一个瓶中是温水,一个瓶中是空气。

(3)抽气法

●准备注射器及注射针头1支(大小根据所用拔罐大小而

定),拔罐一至数个(用带有橡皮塞的瓶子制作,横截锯断瓶底,断面要整齐光滑)。

●将罐罩在选定的部位上,用注射器通过橡皮塞抽出空气,抽气多少以患者感到局部紧张微痛为度,经 10～15 分钟起罐,方法同上。此法安全可靠,简便节约。

(4)水煮法(又名竹管法)

●根据病情选择行罐一至数个,中药 1 付,纱布袋 1 个,长镊子 1 把。

●先将中药装入袋内,扎紧袋口,放砂锅内煮沸约 30 分钟,然后放入竹罐再煮 15 分钟。将竹罐用镊子取出,倒去药液,用温毛巾折叠几层紧扣罐口,趁热罩在选定的部位上(注意不要烫伤皮肤)。

(5)推罐法(又名走罐法)

●准备大小适中的火罐 1 个、火柴、酒精棉球、凡士林或其他油类。

●让患者取合适体位,拔罐处涂凡士林或其他油类少许,然后用贴棉法将火罐罩在选定部位。待火罐紧吸肌肤后,再用力将罐子上下或左右来回推拉移动四五次。此法适用于面积较大、肌肉丰厚的部位,如脊柱两侧或股部等。

(6)刺络法

●准备粗短毫针(或三棱针、辊刺筒)1 枚,以及酒精棉球、火罐、火柴等。

●让患者取适当的体位,在选定的部位用酒精棉球消毒。在比火罐口径略大的范围内用粗短毫针、三棱针进行散刺,或以皮肤针(梅花针或七星针)做较重叩刺,或以辊刺筒来回滚刺 3～5 分钟。轻刺者使皮肤红晕,中刺者使皮肤表面呈粒样出血,重刺者使皮肤表面呈芝麻样点状出血,然后在针刺过的皮肤上拔罐5～10分钟,也可同时在刺过的地方拔几个火罐。

以上各种拔罐方法的时间长短,应视该处软组织的厚薄及气候条件等情况而灵活掌握。一般在腰部、臀部、大腿部等肌肉丰厚的地方,可拔10～15分钟;在胸部、背部肌肉较薄的部位,可拔5～10分钟;在面部、颈部等处可拔3～5分钟。天气炎热时拔罐时间应短,过长易起水疱;气候寒冷时可适当延长。在有毛发及凸凹不平处拔罐,可先剪去毛发,并在拔罐处贴较薄的生面饼,然后再拔罐就容易吸住。

罐子的大小要与局部面积大小相适应。局部面积大的,就要用大些的罐子;局部面积小的,就用小点的罐子。拔一个罐子不行,也可同时在患者身上拔几个罐子。

4. 拔罐疗法的禁忌证

孕妇、妇女经期、肌肉枯瘦之人、6岁以下儿童、70岁以上老人、精神病、水肿病、皮肤病、心力衰竭、恶性肿瘤、活动性肺结核、急性传染病、有出血倾向患者,以及眼、耳、乳头、前后阴、心脏搏动处、大血管通过的部位、骨骼凸凹不平的部位、毛发过多的部位等,均不宜用拔罐疗法。

5. 拔罐疗法的注意事项

(1)严格遵循操作规程,掌握操作方法,做好患者思想工作,解除患者顾虑,以免精神紧张。

(2)火罐口径大小要与局部面积相适应,局部面积大的用大火罐,局部面积小的用小火罐。

(3)拔罐时罐与肌肤一定要吸紧。吸得紧,效果好;吸得松,效果差。

（4）牢记禁忌证与禁止拔罐的部位。

（5）在上次拔罐出现的瘀血现象尚未消退之前,不宜在原处拔罐。

（6）用刺络法拔罐时,不管针刺面积大小或拔罐数量多少,每次出血总量以不超过10毫升为宜。

（7）防止烧伤、烫伤,并注意防止火灾。

（8）若拔罐处发生水疱,可外涂甲紫药水。

（9）拔罐时注意不要使患者受冷受风,以免感冒。

（10）在使用本法的同时,必要时也可配合其他疗法。

6. 常用拔罐疗法处方

方1

【取　穴】　①大椎、心俞、肝俞、脾俞穴。②神道、风门、膈俞穴。③肩贞、环跳、风市穴。

【方　法】　取上穴施以单纯火罐法吸拔穴位,留罐15分钟,每次1组穴,每日1次;或采用刺络罐法,每次1组穴,先用棱针点刺或皮肤针叩刺至微出血,然后用闪火法将罐吸拔在叩刺的穴位上,留罐10分钟,每日或隔日1次。15天为1个疗程,休息5天再进行下1个疗程。

方2

【取　穴】　肩髃、曲池、合谷。

【方　法】　每次选上述穴位中两穴。若手背肿痛明显者,加经外奇穴八邪,每穴皮肤上用75％酒精常规消毒后,用细三棱针点或挑刺 3～5 次,深达皮内,可见血液自然流出。然后施闪火拔罐法,每罐以出血 3～5 毫升为度,留罐时间为 10～15 分钟;八邪穴因不能拔罐,可用手指挤出血。隔日 1 次,持续 20 天为 1 个疗程。

【主　治】　中风后肩-手综合征。

方 3

【取　穴】　背部俞穴。

【方　法】　①先用皮肤针叩击患者上背部,以脊柱正中的督脉和膀胱经的两侧线为主,使其皮肤隐隐出血,然后加用数枚火罐,拔出其中瘀血。一般以总量 5～10 毫升为宜,或可根据患者体质适当加量。每 5 日 1 次,10 次为 1 个疗程,休息 6～7 天,再进行第二个疗程的治疗,一般 1～3 个疗程即可。②用七星针从大椎至长强穴沿督脉叩击,使皮肤微出血,然后用闪火法将火罐从大椎穴开始至长强穴依次拔罐,5～10 分钟起罐,再速刺常规穴位加被动运动患肢。

【主　治】　中风偏瘫。

方 4

【取　穴】　取患侧上肢肘横纹上的肱二头肌肌腱处,在尺泽穴与曲泽穴之间,局部可扪及肌紧张点。

【方　法】　采用双头牛角七星针,在患侧肱二头肌腱紧张点处叩刺,以局部皮肤渗血并布满叩刺部位为度,叩刺后拔罐 10 分钟,起罐后擦净瘀血,每周 2 次,1 个月为 1 个疗程。

【主　治】　中风后上肢肌张力增高。

方 5

【取　穴】　背部俞穴。

【方　法】　先让患者俯卧(不能俯卧者也可侧卧),在其背部从颈至骶部涂少量凡士林或润肤膏,用3号罐2个,每侧1个,一罐为走罐从尾骶循膀胱经直上到大杼穴,并走行到患者另一侧肢体直至皮肤微红、汗出。同时,另一侧的罐在肝、脾、肺、肾等重要背俞穴处停罐1~2分钟以加强疗效,两罐可交替。每日1次,以7次为1个疗程,休息3天后可再做第二个疗程。另为加强疗效,嘱患者或家属每晚睡前用手推按涌泉至太溪肾经循环路线,以足心及按摩路线微热为度。

【主　治】　中风后睡眠倒置症。

方 6

【取　穴】　主要选阳明经通过的上肢屈肌群、下肢伸肌群的穴位,以及背部腧穴和肩井、肩贞作为拔罐点。

【方　法】　先涂抹红花油,再选用大小合适的火罐拔罐,留针罐15分钟,每日1次,8次为1个疗程,疗程间休息3天,3个疗程后观察其疗效。

第11法　中风刮痧疗法

1. 何谓刮痧疗法

刮痧疗法就是运用各种工具,如苎麻、麻线、棉纱线团、铜钱、银圆、瓷碗、瓷调羹或水牛角板等,蘸上水、香油、桐油、芫荽酒或具有一定药物治疗作用的润滑剂、润肤露之类,在人体某一部位的皮肤上进行刮摩,使皮肤发红充血,出现一片片或一块块的青紫瘀斑或斑点,从而达到预防疾病和治疗疾病的目的。它具有简便易行、治疗范围广泛等优点,是一项值得人们应用和推广的自然疗法之一。

2. 刮痧疗法分类

(1)放痧疗法:是指用特定的工具在病者身上迅速点刺,然后在点刺的部位上挤出一点血液来,使邪毒从血液中排泄出来。它具有"发散""清泄"的作用。最早使用的工具是砭石,以后随着工具的改进,有用陶针的,陶针比之砭石来更为锋利,且光滑轻巧。现代常用的是由不锈钢制作的三棱针。

(2)扯痧疗法:是指医者用自己的食指、拇指和中指等三指提扯病者的皮肤或一定的部位,使表浅的皮肤和部位上出现一些紫红色或暗黑色的痧点子。其中如果是用食指和中指提扯的,力量较重,叫作"拧痧";如果是用大拇指和食指提扯的,力量较轻,就叫作"挤痧"。对于扯痧疗法,各地有不同的称谓,如有的叫"撮痧"或"钳痧斑";有的叫"拈痧";有的叫"扭痧""夺痧";有的叫"提痧""掐痧",等等。

(3)焠痧疗法:又名灯火火焦法,是用灯心蘸油,点然后,在患者皮肤上的红点处上燃烧,手法要快,一接触到患者皮肤,往往可以听见灯火燃着皮肤的爆响声,十分清脆。这种疗法在痧病中主要用于寒证,如腹痛、手足发冷、口唇发冷症候。同时也可适用于其他症候。正如《仙传外科秘方》中曰:"搅肠沙证发,即腹痛难忍,但阴沙腹痛而手足冷,看其身上红点,以灯草蘸油点火烧之。"《养生镜》中提到焠痧疗法:"红珠,禀气厚实,重感秽邪,风热无从发泄,卒然周身毛孔透出红点如珠,若红珠绽凸,满身作胀,睛定牙紧,人事不省者,急用焠法。"《经验良方大全》中也有提到:"阴阳绞肠痧,凡腹痛手足冷,身有红点,名阴绞肠痧。以灯草蘸油点火焠其红点。"

(4)拍痧疗法:在古代时运用很多,往往和刮痧疗法、放痧疗法配合使用,以加强痧证的治疗作用。《痧胀玉衡》中多次论及的是用于痧证青筋的拍打。

3. 刮痧疗法的治病原理

刮痧疗法,之所以能够治疗各种病症——无论是急性病症还是慢性病症,其基本原理是基于人体的脏腑、营卫、经络、腧穴等学说之上的。

脏腑、营卫、经络之气输注于体表,经络、营卫、气血在体表互为相通的点,是为腧穴。人体中的腧穴统言有 365 个,分布于各条经脉之上,而与经络相交错的肉分之中,有疏有密,有深有浅,各个部位不完全相同。由于腧穴是脏腑经络之气盛衰的反应点,是营卫气血循环运行过程中的会聚和交会之处,所以它反映脏腑经络的正常与否,并规定着营卫气血的规律性循环运行,保证着人体脏腑经络、五官九窍、四肢百骸的正常功能活动,其中最为重要的功能就是通调营卫。

以上脏腑、营卫、经络、腧穴四者联结成为一体,就构成了人体从内及外和从外达内的反应通路,即脏腑是人身的主体,是生命活动的根本,其产生的营卫气血是维持和营养人体生命活动的基本物质,并以经络为运行通道,作用于机体各部,反应于人体各腧穴之中。我们所运用的刮痧疗法治疗疾病,正是基于这四者的关系:人体的脏腑、经络、营卫、腧穴,并把它们连接成一个从内及外与从外及内的治疗反应通路,通过运用一定的工具刮摩人体皮肤,作用于某些腧穴(即刮痧的经穴部位)上,产生一定的刺激作用,从而达到疏通经络,通调营卫,和谐脏腑的目的。脏腑协调,营卫通利,经络顺畅,腧穴透达,则人之生命活动正常,人体健康,而疾病则无由发生。

4. 刮痧疗法的治疗原则

从总体上来说,刮痧疗法的治疗原则就是要调整治理脏腑、营卫、经络、腧穴的功能活动,以及它们之间的相互关系,使之协调一致,共同发挥正常的作用。分而言之,则治疗疾病应注意以下几方面。

(1)要三因制宜,即因地、因时、因人制宜:刮痧疗法也同药物、针灸、推拿治疗疾病一样,要根据患者的不同性格、不同年龄、不同体质、不同生活习惯、不同地域环境、不同时令气候变化和不同病症等的具体情况而采取相应的治疗措施。

(2)分清疾病的标本、先后缓急,以确定是先治其标,还是先治其本,或是标本兼顾。临床上,疾病情况往往表现有先后缓急的不同,因而在治疗上就应有标本缓急的区别,而标本治疗的临床运用,一般是"治病必求于本",也就是针对疾病的本质而治疗。然而在某些情况下,标病甚急,若不及时解决,可影响或导致疾病本身或是其他疾病的治疗,因此我们就要根据"急则治其标,缓则治其本"的原则,先治其标病,后治其本病;如果是标本并重的,则应标本兼顾,而采取标本同治的原则。

(3)要扶正祛邪,辨别疾病的邪正虚实:疾病的进退关系到邪正双方,邪盛于正则疾病加重,正胜于邪则疾病减轻,所以治疗疾病就要协其正气,使机体抵抗能力增强,使邪去而正气安康,邪退正胜,则疾病趋于好的方向转化,故扶正祛邪是临床治疗的又一个重要原则,而下面所谈到的刮痧疗法中的补法和泻法就是扶正祛邪的具体运用。

(4)要精选适宜的治疗部位:由于疾病的不同,表现的症候相差甚远,因而刮痧治疗部位是不一样的,所以临床上要根据疾病症候,通过中医辨证方法,而施以相应的主刮或配刮的刮痧治疗部位,或主刮的主要部位(或称主要经穴部位)进行治疗,或主刮的主要部位而配上配伍的次刮部位(或称次要经穴部位)进行治疗。

刮痧疗法的具体方法有补法和泻法两种。根据中医学的治疗观点,疾病虚者当补其不足,疾病实者当泻其有余,所谓"虚则补之,实则泻之"。当患者表现为虚弱的情况下,运用刮痧疗法,以轻柔和缓的方法,进行较长时的刮摩,使正气得到补助,疾病好转,这就是补法;当患者病情表现为实盛的情况下,运用刮痧疗法,以强烈有力的手法进行较短时间的刮摩,使邪气得以祛除,缓解病情,这就是泻法。刮痧之补法和泻法的运用,是根据患者的临床表现的具体情况而采取的两种治疗方法,通过刮摩人体皮肤,以及人体皮肤上的某些经穴部位,使其产生节律性刺激,从而达到疾病补虚泻实之目的。

5. 常用刮痧疗法处方

方 1

【取　穴】　督脉(哑门、天柱穴至腰俞)两侧膀胱经(胸$_1$至骶$_4$)、肩髃、曲池、手三里、阳池、合谷、环跳、阳陵泉、悬钟、髀关、伏兔、足三里、解溪、太冲。

【治　法】　用刮痧法配以点揉法。先刮督脉和两侧膀胱经,再刮肩髃、曲池、合谷,然后刮环跳、阳陵泉、悬钟,最后刮髀关、伏兔、足三里,点揉解溪、太冲。用中、轻力度法,直至皮肤灼热,出现痧痕为止,每日或隔日1次。

【主　治】　中风后遗症。

方 2

【取　穴】　病在上肢者,取肩髃、肩贞、中府、曲池、手三里、外关;病在下肢者,取大肠俞、环跳、髀关、风市、三阴交、阳陵泉、足三里;半身不遂者,各取上下肢用穴3或4个。

【治　法】　用刮痧法。按病位取穴,从上而下,反复刮至皮肤出现紫红点为止。手法力度适中,操作范围宜广。每日或隔日1次,30次为1个疗程。

【主　治】　中风偏瘫或患肢疼痛。

方 3

【取　穴】　脊椎两侧各旁开0.5寸和1.5寸,以及手足部内外侧。

【治　法】　用刮痧法。上肢偏瘫取颈椎和胸$_{1\sim10}$及上肢内外侧;下肢偏瘫取胸$_{8\sim12}$,腰骶椎和下肢内外侧;半身不遂全取。从上到下,从内到外,由轻到重,用平泻法刮至皮肤出现紫红色点为止。隔日1次,30日为1个疗程。

【主　治】　中风后遗症之半身不遂或上下偏瘫。

方 4

【取　穴】　脊柱两侧,肩上区。上肢重点取颈椎至胸$_{1\sim10}$及其两侧5行,以及配肩肌三角区、臂前后区、肘弯区、肘下内外侧区、手掌面区、掌背区;下肢重点取胸$_{8\sim12}$和腰骶椎及其两侧5行,配臀部,股前、内、外、后侧区,膝弯区,小腿内、外、后侧区,足背区及异常部位。

【治　法】　用刮痧法。先刮脊柱两侧(自颈椎至骶$_4$),自上到下,轻刮3行,肩上区1行至皮肤泛红为度作为常规治疗;再按病变部位,上下肢按上法,半身不遂全取。一般配穴取患侧,甚则取双侧再重点刮治(上肢为颈椎至胸$_{1\sim10}$及其两侧和异常反应部位,下肢胸$_{8\sim12}$与腰骶椎及其两侧和异常反应部位)至皮肤出现痧痕为度,再按病变部位刮治配合部位。每日或隔日1次,30次为1个疗程。

【主　治】　中风后遗症之半身不遂或上、下肢偏瘫。

方 5

【取　穴】　①水沟、三阴交、环跳、阳陵泉、极泉、曲池、外关、太冲。②水沟、三阴交、环跳、阳陵泉、极泉、曲池、足三里、阴陵泉、外关、丰隆。③水沟、三阴交、环跳、阳陵泉、极泉、曲池、上巨虚、丰隆、风市、劳宫。④水沟、三阴交、环跳、阳陵泉、极泉、曲池、气海、足三里、关元、中脘。⑤水沟、三阴交、环跳、阳陵泉、极泉、曲池、肾俞、太溪、照海、太冲。

【治　法】　用刮痧法。

第①组先指按面部水沟穴，然后刮腋窝极泉，再刮上肢曲池至外关，刮臀部环跳、下肢内侧三阴交及下肢外侧阳陵泉穴，最后刮足部太冲穴。用泻法，刮至出现痧斑为度。每日1次。

第②组先指按水沟穴，再刮腋窝极泉穴，然后刮下肢曲池至外关穴，刮臀部环跳及下肢内侧阴陵泉、三阴交穴，最后从下肢外侧阳陵泉刮至丰隆穴。用泻法，刮至出现痧斑为度，每日1次。

第③组先点按面部水沟穴，然后刮腋窝极泉穴，刮上肢曲池穴，并按劳宫穴，再刮下肢内侧三阴交穴，臀部环跳穴，以及下肢风市、上巨虚、丰隆穴。用泻法，刮至出现痧斑为度，每日1次。

第④组先点按面部水沟穴，然后从腹部中脘刮至气海穴，再刮上肢极泉、曲池穴，刮下肢臀部环跳及下肢内侧三阴交穴，最后从下肢外侧阳陵泉刮至足三里穴。用平补平泻法，刮至欲现痧痕为止。每日或隔日1次。

第⑤组先点按面部水沟穴，刮背部肾俞，然后刮上肢极泉、曲池穴，再刮下肢内侧三阴交、太溪、照海穴，刮臀部环跳及下肢外侧阳陵泉穴，最后刮足部太冲穴。用补法，刮至微现痧痕为止，每日或隔日1次。

【主　治】　中风（中经络）。第①组主治肝阳暴亢型，第②组主治风痰阻络型，第③组主治痰热腑实型，第④组主治气

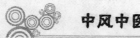

虚血瘀型,第⑤组主治阴虚风动型。

方 6

【取　穴】　①水沟、合谷、内关、风池、太冲、涌泉。②水沟、十宣、丰隆、合谷、天突。③水沟、十宣、足三里、气海、丰隆、天突。

【治　法】　用刮痧、放痧法。

第①组先用力点按面部水沟穴,然后重刮后头部风池穴,再刮上肢内关、合谷穴,最后重刮太冲、涌泉穴。用泻法,刮至出现痧斑为度,每日 1 次。

第②组先以重手法点按水沟穴,然后刮颈部天突,再刮上肢手部合谷穴,放痧十宣穴,最后重刮下肢丰隆穴。用泻法,刮至出现痧斑为度,每日 1 次。

第③组先点按水沟穴,刮颈部天突穴,然后刮腹部气海穴,放痧十宣穴,最后重刮下肢足三里至丰隆穴。用平补平泻法,刮至微现痧痕为止,每日 1 次。

【主　治】　中风(中脏腑闭证)。第①组主治风火闭窍型,第②组主治痰火闭窍型,第③组主治痰湿蒙窍型。

方 7

【取　穴】　水沟、关元、气海、足三里、内关、四神聪。

【治　法】　用刮痧法。先点按头顶四神聪穴;再点按面部水沟穴;然后刮腹部的关元、气海穴,刮前臂内关穴;最后刮下肢足三里穴。

【主　治】　中风(中脏腑脱证)。

方 8

【取　　穴】　人中、百会、风池、天宗、肝俞、肾俞、曲池、合谷、髀关、梁丘、承扶、足三里、丰隆、环跳、委中、承山。

【治　　法】　用刮痧法。先点按头面部人中、百会穴,刮风池穴,再刮背部的天宗穴、肝俞、肾俞,然后刮上肢部的曲池、合谷穴,最后刮下肢部的环跳、髀关、梁丘、承扶、足三里、丰隆、委中、承山穴。依据患者体质、病情选用补泻手法,刮至出现痧痕为度,每日或隔日1次。

【主　　治】　中风。

方 9

【取　　穴】　太阳、印堂、颧髎、下关、颊车、天宗、肝俞、肾俞、尺泽、曲池、合谷、环跳、风市、阳陵泉、委中、承山、膝眼、解溪。

【治　　法】　用刮痧法。先点揉面部的太阳、印堂、颧髎、下关、颊车穴,再刮背部的天宗穴、肝俞、肾俞,然后刮上肢部的尺泽、曲池、合谷穴,最后刮下肢部的环跳、风市、阳陵泉、委中、承山、膝眼(点按)、解溪穴。依据患者的体质、病情选用补泻手法,刮至出现痧痕为度,每日或隔日1次。

【主　　治】　脑血管意外后遗症。

方 10

【取　　穴】　主穴:大椎、大杼、膏肓、神堂。配穴:肩髃、曲池至手三里、外关、合谷、环跳、阳陵泉、足三里、绝骨、解溪。

【方　　法】　重刮主刮经穴部位3分钟左右,中等强度刮拭其他经穴部位 3～5 分钟。

【主　治】　脑血管意外后遗症。

方 11

【取　穴】　主穴：大椎、风池至肩井、至翳风、至大杼、至膏肓、至神堂。配穴：阳白、太阳、四白、地仓至颊车。

【方　法】　重刮主刮经穴部位 3 分钟左右；轻刮面部诸经穴部位 3～5 分钟，以局部微红而不操作皮肤为度。

【主　治】　脑血管意外后遗症。

第 12 法　中风沐浴疗法

1. 何谓沐浴疗法

沐浴疗法是在水中或药液中浴身来治疗疾病的一种方法。《礼记·曲礼》有"头有疮则沐,身有疮则浴"的记载。我国现存最早的医书《内经》中也有沐浴疗法的记载,如《素问·至真要大论》载有"摩之浴之"的治法。东汉大医学家张仲景,在他的《金匮要略》一书中,有用沐浴法治疗百合病的详细记载。

2. 沐浴疗法的种类

沐浴疗法有冷水浴、热水浴、不感温水浴、药水浴、矿泉水浴、海水浴、蒸气浴等多种方式。

(1)冷水浴是水温在 20℃ 以下,主要用来兴奋神经、刺激心血管功能、强壮体质、提高对外界环境的适应能力,也可作为退热的方法之一。

(2)热水浴是水温在 39℃ 以上,能扩张血管,促进血液循环,增强新陈代谢,具有消炎、镇痛、止痒等作用,对风湿性及类风湿关节炎、神经痛、神经炎、慢性中毒、肥胖病、痛风、皮肤瘙痒、肾炎等有效。

(3)不感温水浴是水温保持在 34℃～36℃,有镇静神经、减轻心血管负担、止痛等作用,对高血压病、神经衰弱、皮肤瘙痒等疾病有治疗作用。

（4）药水浴是在水中加入一定的药物，可根据疾病需要灵活用药。

3. 沐浴疗法的操作方法

（1）冷水浴

①取井水、未污染的湖水、江河水或池塘水，倒入浴池中或大桶内沐浴；也可直接到江河、湖泊、池塘中去沐浴。冷水浴的时间可根据个人体质和病情而定，如水很冷，一般 2～3 分钟即可，时间不宜过长。

②沐浴后用干毛巾擦干身体，穿好衣服，注意不要受凉。

（2）热水浴

①取热水注入浴池或浴盆内，测量水温，根据个人的耐受力和病情需要，使水温保持在 40℃～50℃。

②将衣服脱光，在热水中沐浴 30～40 分钟；也可每沐浴 8～10 分钟，出来晾 3～5 分钟，再跳进热水中沐浴。

③沐浴后在温暖清爽的室内将身体擦干或晾干，待无汗时再穿衣服。

（3）药水浴

①首先诊断清病情，然后根据病情需要选定药物。

②加工制备药水。有盐水、苏打水、白矾水、松脂水、硫黄水、高锰酸钾水、中草药煎液等。用水稀释成合适的浓度，并加热至需要的温度，注入浴盆内备用。

③在药液中沐浴 15～30 分钟，浴毕用温清水冲洗，再用干毛巾拭干，穿好衣服。

4. 常用沐浴疗法处方

方 1

【组　成】　伸筋草、透骨草、红花各 30 克。

【用　法】　上药放入砂锅内，加清水适量（水高出药层 3～4 厘米），煮沸 10 分钟后，将药液倒入小盆内，趁热（温度以 50℃～60℃为宜）将患肢（手足）浸泡在药液中 15～20 分钟。药液冷后则复入砂锅内加热，依法浸泡。如手足拘挛者，先浸泡手部，再浸泡足部。每日浸泡 3 次，15 日为 1 个疗程，连用 2～3 个疗程。浸泡时，手指与足趾在药液中进行主动伸屈活动。

【功　效】　祛风利湿，温经活血，通络。主治中风后遗症、手足拘挛。

方 2

【组　成】　制川乌、吴茱萸、炮穿山甲、海蛤粉各 9 克，石菖蒲 180 克，四季葱白汁适量。

【用　法】　将前 4 种药研为细末，用葱白汁调稀糊，捏成圆饼，贴在患侧足心涌泉穴，用纱布袋束紧。将石菖蒲加适量水煮沸，倒入木桶中，中间放一小凳，足踏在木凳上，用毛巾被裹住桶口周围，熏蒸患侧足部。待水温适合时，取出木凳泡洗双脚。此方刚患病时用 1 次，以后隔 7 日 1 次。

【功　效】　活血通络。适用于中风半身不遂。

方 3

【组　成】　路路通50克,牛膝30克,木瓜20克,白酒30毫升。

【用　法】　将前3味药同入锅中,加水适量,煎煮30分钟后去渣取汁,与白酒及1500毫升开水同入盆中,先熏蒸偏瘫部位,待温度适宜时泡脚30分钟。每日2次,每次1剂,30日为1个疗程。

【功　效】　活血通络。主治中风后遗症下肢偏瘫。

方 4

【组　成】　五加皮、当归、川芎各20克,千年健30克,红花15克。

【用　法】　将上药加清水适量,煎煮30分钟,去渣取汁,与2000毫升开水一起倒入盆中,先熏蒸偏瘫部位,待温度适宜时泡洗双脚。每日早晚各1次,每次熏泡40分钟,30日为1个疗程。

【功　效】　养血活血,通经活络。主治中风后遗症下肢偏瘫。

方 5

【组　成】　陈艾、木瓜各250克,酒、醋各250毫升。

【用　法】　将前2味加清水适量,浸泡20分钟,煎数沸,取药液与1500毫升开水同入脚盆中,趁热熏蒸偏瘫部位,待温度适宜时泡洗双脚。每日3次,每次40分钟,30日为1个疗程。

【功　效】　主治中风后遗症。

方 6

【组　成】　黄芪90克，羌活40克，威灵仙90克，乳香40克，没药20克，琥珀20克，肉桂19克，食醋100毫升。

【用　法】　将上药（除食醋外）加清水适量，煎煮30分钟，去渣取汁，加入食醋，与2000毫升开水一起倒入盆中，先熏蒸偏瘫部位，待温度适宜时泡洗双脚。每日3次，每次熏泡40分钟，40日为1个疗程。

【功　效】　通经活络，益气活血。主治中风后遗症。

方 7

【组　成】　路路通30克，桂枝15克，千年健25克，牛膝20克，当归15克，红花10克，伸筋藤25克，透骨草15克，威灵仙20克，木瓜15克，五加皮20克。

【用　法】　将上药加清水适量，浸泡20分钟，煎数沸，取药液与1500毫升开水同入脚盆中，趁热熏蒸偏瘫部位，待温度适宜时泡洗双脚。每日2次，每次40分钟，连用45日为1个疗程。

【功　效】　活血化瘀，强筋壮骨，通络除痹。主治中风后遗症。

方 8

【组　成】　穿山甲12克，制川乌10克，制草乌10克，葱汁20毫升。

【用　法】　将上药前3味加清水2000毫升，煎至1500

毫升时,滤出药液,倒入脚盆中,入葱汁搅匀,先熏蒸患处,待温度适宜时泡洗双脚。每日早中晚各 1 次,每次 40 分钟,连用 30 日为 1 个疗程。

【功 效】 温经通络,化瘀止痛。适用于中风后遗症。

方 9

【组 成】 生地黄、桑寄生各 200 克。

【用 法】 将上药装纱布袋内,放入热水浴池内浸泡 10 分钟后,患者进入药池内泡浴 20 分钟。每日 1 次,每次 30 分钟,10 日为 1 个疗程。

【功 效】 主治气血亏虚所致的中风眩晕。

方 10

【组 成】 夏枯草 30 克,钩藤、菊花各 20 克,桑叶 15 克。

【用 法】 上药共煎水,泡浴。每日 1～2 次,每次 10～15 分钟,10～15 日为 1 个疗程。

【功 效】 清热平肝。适用于肝阳上亢所致的中风眩晕、头胀痛、耳鸣、易怒、失眠多梦等。

方 11

【组 成】 吴茱萸、桃仁、丹参、夏枯草、川牛膝各 10～15 克。

【用 法】 上药加清水 2 000 毫升,煎至 1 500 毫升,倒入浴盆内,待药液温度 50℃～60℃时,泡洗 30 分钟,每日浸洗 1～2 次,洗后卧床休息 1～2 小时。每剂可用 2 次,15 日为 1 个疗程。

【功　效】　活血通络,降血压。主治高血压病所致眩晕、头痛等症状。

方 12

【组　成】　黄芪 30～50 克,赤芍、当归尾、干地龙、川芎、桃仁、红花各 9 克,丹参 15 克,白僵蚕 9 克,蜈蚣 3 条。

【用　法】　上药放入砂锅内,加清水 500～600 毫升,煮沸5～10 分钟,先取药液 50～60 毫升备用,然后将其余药液倒入盆内,趁热(药温以 50℃～60℃为宜)用消毒毛巾蘸药液擦洗患处,每次反复擦洗 30 分钟左右,凉则加热后再擦洗之。每日早晚各擦洗 1 次。同时饮服已取出的本汤 50～60 毫升。每日 2 次,10 日为 1 个疗程。

【功　效】　益气活血,祛瘀通络,息风止痉。适用于中风后遗症,症见半身不遂,口眼㖞斜,语言不清,口角流涎,大便干结或小便失禁。

方 13

【组　成】　木瓜、桑枝、当归、黄芪、赤芍、川芎各 50 克,红花 15 克。

【用　法】　将上药煎汤取汁,擦洗瘫痪侧肢体,每次 30 分钟,每日 3 次,15 日为 1 个疗程,连用 2～3 个疗程。

【功　效】　益气,活血,通络。适用于中风半身不遂者。

方 14

【组　成】　黄芪、桃仁、红花、当归尾、川芎、地龙、赤芍各30 克。

【用　法】　将上述诸药加适量清水煮沸后取药汁,分成两部分,一部分倒入浴盆内,加水稀释,另一部分留下做内服。在浴盆中浸泡30分钟左右,要保持水温(热水)恒定,同时服用本汤药50毫升。每日2次,早晚各1次,10次为1个疗程。

【功　效】　补气活血,祛风通络。主要用于治疗中风后遗症出现的半身不遂,口眼㖞斜,手足麻木等。

方 15

【组　成】　蓖麻仁、柳枝、桑枝、槐枝、桃枝、椿枝、茄根各30克。

【用　法】　将上述药加入半盆多的清水煮沸后,等到其温度适宜(50℃～60℃),令患者入内浸泡30分钟左右,保持水温恒定。每日2次,10次为1个疗程。

【功　效】　祛风通络,活血化瘀。适用于中风后遗症出现的半身不遂,口眼㖞斜,手足麻木等。

第 13 法　中风按压疗法

1. 何谓按压疗法

按压疗法是中医外治方法之一。即施术者用手掌或手指在人体特定部位上行按压手法来治疗疾病的一种方法。

按压疗法在我国民间应用颇为广泛。例如,伤风感冒,头痛头胀,可用手按太阳穴;腹部疼痛时用拳头或肘部顶压疼痛处……都是日常生活中常用的。按压疗法有活血止痛,开通闭塞,疏通经络,调和营卫,滑利关节,运行气血,调整脏腑的功能,舒筋散瘀消肿及增强抗病能力等作用。故临床广泛应用于内科、外科、妇科、儿科、五官科等。并能用于诊断某些疾病。近年来,按压疗法临床应用和研究日趋深入,如指压麻醉,系运用手指按压穴位来达到镇痛、镇静作用,常用于拔牙,甲状腺切除等手术。

按压疗法具有适应范围广,痛苦少,临床见效快和操作简便,易于掌握,不受器械等条件限制的特点。对于体弱、小儿等患者,尤为适宜。

2. 按压疗法的操作方法

按压疗法的操作手法大致可分为:按压法、按揉法、指针法、指压行气法、压放法、耳穴按压法等。临床应用时可单一手法使用,更多的是以综合手法治病。按压疗法的选穴原则是辨证选穴与以痛为腧相结合,有时为了增加疗效,还可配合经络循按法。

(1)按压法:施术者的手掌或指端,或屈曲的指关节突起部按压患者的穴位上或特定的部位上,向下做静态(相对而言)按压,使患者局部产生痛、酸、胀、麻等感觉。

(2)按揉法:即按压法结合做圆圈形的平揉法,按揉一圈为1次。施术时,施术者的掌面或指端面不可离开皮肤。按揉的面积可大可小,但不得离开穴位的中心,否则就失去手法的作用。

(3)指针法:又称指压疗法。是用手指在穴位处紧按揉压的治疗方法。操作时,一般用拇、食两指捏住中指末节,以中指尖按压揉穴位。指力由轻至重,至局部有得气感觉。时间长短应酌情而定。

(4)指压行气法:针刺行气法之一。是以手指按压控制针感走向的方法。亦即《金针赋》所说的"按之在前,使气在后;按之在后,使气在前"之法。

(5)压放法:施术者将一只手掌面按压在选定穴位上,另一只手放在这只手的手背上;也可用拇指或中指按压在穴位上,对着穴位的深部下压,以便加重刺激。压放时要有弹性,一压一放为1次。

(6)耳穴按压法:详见"耳穴压豆"疗法篇。

上述手法,根据病情可快可慢,可轻可重。一般是新病宜快,久病宜缓,虚证宜轻,实证宜重。

3. 按压疗法的禁忌证与注意事项

(1)局部骨折、疮疡、皮肤溃破者等忌用。

（2）血友病和血小板减少性紫癜等疾病忌用。

（3）用指端按压时，须修光指甲，以免操作时切伤患者的皮肤。

（4）按压疗法的各种手法，在操作时都应避免用猛力、暴力、实力，而要用"活力"，即富有弹性、刚柔相合的手势。

（5）天寒季节施行按压疗法时，应注意室内温度，以免感冒。

4. 常用按压疗法处方

方 1

（1）患者俯卧。家人站其侧，将两手掌置于患者脊柱两侧，自上向下推动，用力大小以患者能耐受为度，反复操作5～6次。

（2）用双手搬起患者双肩，做腰的伸背活动5～6次，注意搬动用力宜均匀缓慢，不要过猛。

（3）用一手托起患肢大腿，另一手扶定臀部，做大腿后伸活动，反复操作10分钟。注意用力均匀缓慢。

方 2

（1）患者仰卧，两下肢伸直。家人坐其侧，以两手四指置于患者患肢内侧上方阴廉、五里穴处，自上向下逐步揉捏，经阴包穴至膝下阴陵泉穴止，反复揉捏3～5分钟。注意揉捏移动应缓慢而着力，使患者局部有酸胀及放射性的温热感，在沿经的阴廉、五里、阴包、血海等穴位处应配合按法。

（2）将两手四指并置于患肢小腿内侧阴陵泉穴处，拇指置于股外侧阳陵泉穴处,自上向下逐渐下移揉捏,经地机、漏谷、三阴交至踝下照海穴止,反复操作 3～5 分钟。注意揉捏移动应缓慢,所经穴位处可配合按法。

(3)将一手四指自照海穴经然谷向隐白穴摩动,然后将足大趾向下按压,反复操作 1～3 分钟。

方 3

(1)患者侧卧,患肢在上,将患侧上肢平置于侧胸前,肘部微屈曲。家人坐其侧,将两手拇指对置于肩下三角肌下缘的臂臑穴处按压,再依次逐步移动到臑会穴、肩部后方的肩贞穴、腋窝下的极泉穴、肩内侧下方的中府和云门穴,进行长按,反复操作 3～5 分钟。注意按压时两手拇指用力应均匀,每穴按压至上肢有麻胀感时,再移动至另一穴位。

(2)以双手掌面自患者病侧颈项部沿肩峰与肩胛区反复摩按 5～10 分钟。注意摩擦时应摩动肌肉,不应限于摩擦皮肤,两手用力应均匀而有节律,用力大小以皮肤微红为度。

(3)自肩峰、三角肌处向肘部、腕部摩擦,反复操作 5～10 分钟。

方 4

(1)患者侧卧,患肢在上,患侧下肢屈曲。家人坐其侧,以两手拇指掌侧对置于臀部环跳穴处,根据耐受情况徐徐增加压力,其余四指分置臀部两侧。两拇指均匀用力长按 3～5 分钟,使患者有酸、胀、麻及电流样热感自臀部放射至小腿及足趾。

(2)患者俯卧,两下肢伸直。家人坐其侧,将两手拇指掌侧对置于臀下承扶穴处,其余四指分置于大腿两侧,自上向下沿股后正中线,经殷门穴、委门穴、承山穴至足跟止,反复推动3～5分钟。注意推动时两拇指应同时着力,沿经穴位用力应稍重,以患者能耐受为度,使患者有酸、胀、麻感及放射性温热感。

方 5

(1)患者仰卧,四肢伸直。家人坐其侧,将两手拇指掌侧对置于患者患肢肘窝部的曲泽穴处,自上向下推动,经大陵穴至劳宫穴止,反复操作1～2分钟,用力大小以皮肤微红为度。

(2)患者屈肘,家人将一手拇指置于患肘部小海穴处,其余四指置曲池穴处按压,另一手握住患者手指,按压手掌,使腕部掌屈数次,背伸数次,伸屈时幅度逐渐增大,反复操作3～5分钟。

方 6

(1)患者仰卧,两下肢伸直。家人坐其侧,将一手拇指置于患者膝关节外侧上方,其余四指置膝上内侧血海穴处着力按压固定;另一手拇指置于足外踝上方悬钟穴处,其余四指于内踝关节上方三阴交穴按压固定后,做膝关节屈曲引伸活动1～5分钟。注意引伸活动应缓慢而有节奏,并逐渐增加活动幅度。

(2)将一手四指置患足上,拇指置足趾下,另一手拇、食指分别置于踝关节内下方水泉穴处及踝关节外下方的仆参穴处,将足拿定,做足背屈活动及左右摇动3～10分钟。注意活动幅度宜逐渐增加,忌用蛮力,操作前最好用热水浸足5～10分钟。

第 14 法　中风推拿疗法

1. 何谓推拿疗法

　　推拿是通过手法作用于患者体表的特定部位，以调节人体脏腑、经络及与脏腑相联系的器官组织的功能状态，从而达到治疗目的的方法。

2. 推拿疗法特点

　　推拿治疗中风的手法以揉法、推法、擦法、捏法、拿法、按法、点穴为主，操作时要注意保持手法的轻松柔和，力度以舒适透热为度，切忌用蛮力、暴力损伤皮肤和肌肉。揉法，用手指的螺纹面、大小鱼际或掌根在需要治疗的部位或穴位做轻柔的回旋手法。推法，用拇指指腹或手掌面，着力于需要治疗的部位或穴位，做直线推动的方法。擦法，以手背部掌指关节处作用于操作部位，结合了腕关节的屈伸和前臂的旋转，使手背部几处掌指关节在施术部位上连续不断滚动的方法。捏法，用单手或双手的拇指指腹、食指桡侧面或拇、食、中指的指腹，在需要治疗的部位或穴位上，做对称性的挤压动作并逐渐移动。拿法，用单手或双手的拇指与其余四指或食、中指相对用力，着力于治疗部位或穴位上，持续拿捏。按法，用手指的螺纹面、大小鱼际或掌根在需要治疗的部位或穴位上，逐渐用力按压，在到达一定深度时，施术者再持续按压一段时间。点穴疗法,以拇指指端或屈曲的指间关节着力于治疗的部位或穴位上,进行持续的点压。

3. 推拿治疗中风的机制

中风患者一般都有气血失和、经络不通的表现,如手足麻木,四肢活动不利,关节僵硬,屈伸困难,肌肉经常处于紧张痉挛状态,日久出现肌肉的萎缩等。推拿可以使血液循环和淋巴循环得到改善,受作用的部位毛细血管扩张,血流量增加,新陈代谢旺盛,从而改善手足麻木的状况,同时也能消除肌肉的疲劳,使痉挛的肌肉得到更多的血液供应,有助于患肢功能的早日恢复,还提高了机体的免疫功能。推拿还能松解组织粘连,增加关节的活动度,帮助缺乏运动的中风患者改善关节部的营养,逐步恢复关节的功能,也有助于预防关节挛缩、肢体畸形等。从中医学的角度来说,人体是一个由经络维系起来的整体,因此虽然推拿作用于人体表面,但是手法的功效可通过经络的输送传到各个脏腑、组织,起到了行气活血化瘀、舒筋活络止痛的作用。故推拿对中风恢复期患者来说是必需的。

当然,所有的推拿治疗对于患者而言都是被动的治疗,中风患者不能完全依赖于此,一定要在适当的时候开始进行主动的锻炼,以推拿疗法配合患者的自主活动,才能更好地促进中风的康复。

4. 常用推拿疗法处方

方 1

【取　穴】　上肢偏瘫取曲池、合谷;下肢偏瘫取环跳、风市、阳陵泉。

【手　法】　用揉压、叩击法。先在穴位上进行先压后揉，再一起一落抖动，每穴5分钟，然后在患部循经线上自上至下，用手掌或五指轻轻地叩击，反复进行，每次5～10分钟，最后运动、牵拉患肢关节。每日1次，1个月为1个疗程。

方 2

【取　穴】　足三里、阳陵泉、环跳、曲池。

【手　法】　用擦、揉压、点、叩等法。先用手掌心在患肢反复摩擦，至有热感，然后用揉、点、压、叩等手法在有关穴位上进行操作，每穴5分钟，再用手掌拍打患部，运动、牵拉关节。每日1次，30次为1个疗程。

方 3

【取　穴】　环跳、申脉、悬钟。

【手　法】　用震颤、牵拉法。用中指在有关穴位上点压、震颤，每穴5分钟，然后运动、牵拉关节，并做扭转动作。每日1次，30次为1个疗程。

方 4

【取　穴】　百会、人中、肩井、风池、合谷、中冲。

【手　法】　用指掐法。用拇指或食指尖在穴位上掐压，每穴0.5～1分钟，可重复做2次。

方 5

【取　穴】　头顶部、百会、背部俞穴、关元、三阴交、缺盆、极泉、环跳、委中、气冲、阳陵泉等穴位和部位。

【手　法】

(1)操作方法(以左侧为例)：①摩偏顶法。患者仰卧，脸偏向左侧，医者以左手固定其左侧额顶部，使头在施术时保持稳定，以右手大鱼际着力自中央前回透影区，中点环摩至整个偏顶区，持续3分钟；拇指压百会穴、右中央前回透影区敏感点各持续半分钟。②按背脊法。患者右侧卧位，医者以拇指交替连续按压风府至命门穴5～10遍；两拇指分压两心俞、肝俞、脾俞、肾俞，各持续半分钟。患者改为仰卧位，医者一手掌揉瘫痪肌群肌腹，另一手同时活动该肌所支配的关节，持续2分钟。做毕上肢揉肌腹、活动关节后，加拇指压患侧缺盆、极泉穴；做毕下肢揉肌腹、活动关节后，加拇指压患侧环跳、委中、气冲、阳陵泉。各持续半分钟。

(2)辨证施治：中风后轻症即可用手法治疗，重症须待抢救脱险、病情稳定后约10天方可用手法治疗。但均以摩偏顶为主。治疗1周后，再按照上法全面进行施术治疗。血压高者，加拇指、食指揉捻耳后降压沟，多指下推桥弓，手掌下推腹段冲、任脉；拇指压石门、足三里、内关穴。口歪语謇或失语者，加两指捏念患侧面肌，揪地仓穴，拇指压颊车、下关穴、揉百合(双)穴、压哑门穴，以及健侧语言中枢透影区敏感点。癫痫者，加拇指按压枕骨下缘、印堂至百会、太冲、合谷穴。

(3)手法要求：手法要揉和深透，恰到实处，使施术局部或瘫痪侧肢体及胸腹部有不同程度的得气感，如患者自觉有热、胀、麻等感觉传至患侧手、足、头或胸腹部。每次25分钟，每日1次，20次为1个疗程，疗程间隔停治1周，再行下1个疗程。

第 15 法　中风足底疗法

1. 何谓足底疗法

　　足底疗法,古称"足心疗法",简称"足疗法",是民间疗法中的精华之一,也是按摩疗法的重要组成部分。该疗法有两种用途:一是用于治病,即称为"足反射区疗法";二是用于保健,故又称"足健法"。这种疗法有两种方法,一是以足底为主体的足部按摩法;二是药用足底贴敷与泡脚。该疗法是通过对人体足部反射区进行按摩、贴敷,浸洗等法而对全身各系统疾病起到治疗、康复及养生保健作用的一种民间疗法,属中医外治法范畴。

2. 常用足底疗法处方

　　(1)足部按摩法

方 1

　　【取　　穴】　①肾、输尿管、膀胱、腹腔神经丛。②额窦、上颌、下颌、三叉神经、肝、心、甲状腺、脑垂体、小肠、胃、肩、肘、膝、髋关节、脊椎各段。

　　【手　　法】　以轻、中度手法刺激①组反射区各 3 分钟;以中、重度手法刺激②组反射区 3～5 分钟。每日按摩 1 次,每次按摩 45 分钟,10 次为 1 个疗程。按摩时以患者有得气感为度。

【主　治】　脑血管意外后遗症(急性期后)。

方 2

【取　穴】　①肾上腺、肾、输尿管、膀胱。②甲状腺、甲状旁腺、腹腔神经丛、三叉神经、上颌、下颌、内耳迷路、肩、肩胛骨、肘、斜方肌、颈椎、胸椎、腰椎、膝、髋关节、胃、胰、十二指肠、小肠、直肠及肛门、下腹部、上身淋巴结、下身淋巴结、胸部淋巴结。③大脑(头部)、小脑及脑干、脑垂体、额窦、心、肝、脾。

【手　法】　以中等力度手法刺激双足反射区一遍；以中、重度手法刺激①组反射区各5~10次，约15分钟；以重度手法刺激②组反射区各10次，约30分钟；以重度手法刺激③组反射区各10~15次，约30分钟。每日按摩1次，每次75分钟，10次为1个疗程。按摩时患者以有酸痛麻痒感为宜。

【主　治】　中风后遗症。

(2)足底贴敷与泡脚

方 1

【组　成】　路路通30克，桂枝15克，千年健25克，牛膝20克，当归15克，红花10克，伸筋藤25克，透骨草15克，威灵仙20克，木瓜15克，五加皮20克。

【用　法】　将上药加清水适量，浸泡20分钟，煎数沸，取药液与1500毫升开水同入脚盆中，趁热熏蒸偏瘫部位，待温度适宜时泡洗双脚。每日2次，每次40分钟，连用45日为1个疗程。

【功　效】　活血化瘀，强筋壮骨，通络除痹。主治中风后遗症。

方 2

【组　成】　伸筋草、透骨草、红花各30克。

【用　法】　将药加水2 000毫升,煮沸10分钟,用药液先泡手,后泡脚,浸泡时可在药液中活动,按摩,连续2个月。

【功　效】　舒筋活络,活血化瘀。适用于中风手足拘挛者。

方 3

【组　成】　黄芪90克,羌活40克,威灵仙90克,乳香40克,没药20克,琥珀20克,肉桂19克,食醋100毫升。

【用　法】　将上药(除食醋外)加清水适量,煎煮30分钟,去渣取汁,加入食醋,与2 000毫升开水一起倒入盆中,先熏蒸偏瘫部位,待温度适宜时泡洗双脚。每日3次,每次熏泡40分钟,40日为1个疗程。

【功　效】　通络活络,益气活血。主治中风后遗症。

方 4

【组　成】　五加皮、当归、川芎各20克,千年健30克,红花15克。

【用　法】　将上药加清水适量,煎煮30分钟,去渣取汁,与2 000毫升开水一起倒入盆中,先熏蒸偏瘫部位,待温度适宜时泡洗双脚。每日早晚各1次,每次熏泡40分钟,30日为1个疗程。

【功　效】　养血活血,通经活络。主治中风后遗症下肢偏瘫。

方 5

【组　成】　路路通50克,牛膝30克,木瓜20克,白酒30毫升。

【用　法】　将前 3 味药同入锅中,加水适量,煎煮 30 分钟后去渣取汁,与白酒及 1 500 毫升开水同入盆中,先熏蒸偏瘫部位,待温度适宜时泡脚 30 分钟。每日 2 次,每次 1 剂,30 日为 1 个疗程。

【功　效】　活血通络。主治中风后遗症下肢偏瘫。

方 6

【组　成】　穿山甲 12 克,制川乌 10 克,制草乌 10 克,葱汁 20 毫升。

【用　法】　将前 3 味药加清水 2 000 毫升,煎至 1 500 毫升时,滤出药液,倒入脚盆中,入葱汁搅匀,先熏蒸患处,待温度适宜时泡洗双脚。每日早中晚各 1 次,每次 40 分钟,连用 30 日为 1 个疗程。

【功　效】　温经通络,化瘀止痛。适用于中风后遗症。

方 7

【组　成】　制川乌、吴茱萸、炮穿山甲、海蛤粉各 9 克,石菖蒲 180 克,四季葱白汁适量。

【用　法】　将前 4 味药研为细末,用葱白汁调稀糊,捏成圆饼贴在患侧足心涌泉穴,用纱布袋束紧。将石菖蒲加适量水煮沸,倒木桶中,中间放一小凳,足踏在木凳上,用毛巾被裹住桶口周围,熏蒸患侧足部,待水温适合时,取出木凳泡洗双脚。此方初患病时用 1 次,以后隔 7 日 1 次。

【功　效】　活血通络。适用于中风半身不遂。

第16法 中风药枕疗法

1. 何谓药枕疗法

药枕疗法是将药物装入枕中,睡时枕之以治疗疾病的一种民间疗法。早在晋代,葛洪的《肘后备急方》中,就有用蒸大豆装枕治失眠的记载。吴尚先《理瀹骈文》一书,更是集药枕疗法之大成,种类繁多,应用广泛,把药枕疗法推向一个新的高峰。近年来出现的磁疗枕、催眠枕等,都是我国民间药枕疗法的继续和发展。

药枕疗法是将具有芳香开窍、活血通脉、镇静安神、益智醒脑、调养脏腑、和调阴阳等作用的药物经过炮炙之后,置于枕芯内,或浸在枕套之中,或直接做成睡枕,令人在卧之时枕之,用以防治疾病和延寿抗衰的一种自然疗法。近几年有人将电、磁学技术引入到枕疗之中,制成电磁疗药枕,洁净卫生,方便耐用,丰富了传统药枕疗法的内容。

2. 药枕疗法的种类

(1)布式药枕:即以纱布、棉布等布包裹药物,制成药枕。此枕特点是暖、软、寿命短,药物易破损和挥发。一般多用于虚、寒证患者。

(2)木式硬枕:是以木质材料制成枕框,中空而四周留有许多空隙,外以棉布包绕,可将药物置于木芯之中的一种药枕。也有人用竹片或藤制材料编成枕框,内装枕芯者。《老老恒言》即载有"藤枕""竹编如枕"。此枕特点是性凉质硬、使用时间长,药物损失少,且能贮藏其他物品,一物多用。一般多用于实、热证患者。

(3)石式硬枕:即选用有治疗作用的石块、陶瓷等,磨成枕形,令人睡卧之时枕之。唐·陈藏器《本草拾遗》:"玉作枕,除鬼魔。"明代诗人朱之蕃在《决明甘菊枕》中有:"警枕重劳石枕寒"的诗句。清代曹庭栋在《养生随笔》中有云:"瓷器作枕,不过便榻陈设之具。"《格股论》曰:"定窑有瓷枕,制极精巧,但枕首寒凝入骨。"

(4)电磁疗枕:即在传统药枕基础上加入现代电子技术,从而增加了电、磁疗的作用。现已面市的神赋磁疗枕、音乐电枕,即属此类。

(5)书枕:又称纸枕。即以书纸、宣纸等纸张卷成圆形、粗如小碗、计三卷,按"品"字形相叠,束缚成枕,令人睡卧时枕之。清代高濂《遵生八笺·起居安乐笺》有载。

(6)囊袋式药枕:亦属软式药枕。即将药物或温水,或凉水装入袋囊之中,令患者枕之的一种药枕,本枕临床亦不常用。

3. 药枕的制作方法

药枕的制作方法因其种类不同而稍有差异。一般而言,根茎、木本、藤类药物多需晾干或烘干,再粉碎成粗末即可;花、叶类药物多于晾晒后搓碎即可;矿石类、角质类药物多需打碎成小块如米粒大小,或剉成粉,再装入枕芯;冰麝等贵重药物,易挥发类药物多混入药末之中,不需另加炮炙。诸药混匀后,装入由纱布或棉布缝制的枕芯中,底层枕芯可加塑料布一块,防止药物渗漏而遗失。枕芯多选松、柔、薄、透气良好的棉布、纱布,忌用化纤、尼龙类布匹。枕形有圆柱、方柱、扁柱、三角柱等多种。一般以枕长 60～90 厘米、枕宽 20～35 厘米为宜。如果需要可做出特殊形状的药枕。如清代曹庭栋《养生随笔》有云:"侧卧耳必着枕,其长广如枕,高不过寸,中开一孔,卧时加于枕,以耳纳入。耳为肾窍,枕此并杜耳鸣耳塞之患。"另外,硬式药枕外面多套以棉质布料,以减少硬枕的不良反应并保护药枕,延长寿命。

4. 药枕疗法的注意事项

（1）使用药枕疗法时,如果患者对药物过敏,应停止使用。

（2）药枕疗法一般需 2～4 周才能见效,有的则需更长时间,所以应有耐心,坚持使用。只有这样,才能收到应有的效果。

（3）急性病症应配合药物、针灸等其他疗法。

（4）此疗法主要适用于头目疾患,对于胸腹及肢体疾患,则不宜用。

5. 选对枕头应遵循的原则

枕头的主要作用是维持人体正常的生理曲线,保证人体在睡眠时颈部的生理弧度不变形。如果枕头太高,就会使颈部压力过大,还会造成颈椎前倾,颈椎的某部分受压过大,破坏颈椎正常的生理角度,压迫颈神经及椎动脉,易引起颈部酸痛、头部缺氧、头痛、头晕、耳鸣及失眠等脑神经衰弱的症状,并容易发生骨质增生。如果枕头太低,颈部不但无法放松,反而会破坏颈椎正常的弧度,所以枕头太高或太低,都会对颈椎有所影响,造成各种颈部症状。我们在选枕头时应遵循以下几个原则。

(1)一般来说,枕高以10～15厘米较为合适,具体尺寸还要因每个人的生理弧度而定。

(2)枕头的硬度要适中,一般用荞麦皮、谷糠、蒲棒做枕芯都是比较好的选择。

(3)正常情况下,枕头的长度最好比肩膀要宽一些。不要睡太小的枕头,因为当你一翻身,枕头就无法支撑颈部。另外,过小的枕头还会影响睡眠时的安全感。

(4)枕芯要有柔软感,以及较好的弹性、透气性、防潮性、吸湿性等。

6. 常用药枕疗法处方

平肝枕

【组　成】　决明子1 000克,旋覆花150克,明矾250克,磁石500克,菊花150克,丹参150克

【制　作】　先将明矾、磁石分别打碎,余药烘干,共研细末,诸药混匀,装入枕芯,制成药枕。

【功　效】　具有滋阴息风、平肝清热、通络开窍之功效。适用于肝肾阴虚、风阳上扰及阴虚血瘀、痰浊阻络型脑血栓患者。能改善头晕耳鸣、手足心热、半身不遂、口眼㖞斜等症状。

【使　用】　令患者枕之。

【注　意】　每天至少枕6小时以上。

清肝枕

【组　成】　杭菊花 500 克，冬桑叶 500 克，野菊花 500 克，辛夷 500 克，薄荷 200 克，红花 100 克，冰片 50 克。

【制　作】　上药除冰片外，分别烘干，共研细末，放入冰片，和匀后用纱布包裹，装入枕芯，制成药枕。

【功　效】　具有滋阴息风、平肝清热、通络开窍之功效。适用于肝肾阴虚、风阳上扰及阴虚血瘀、痰浊阻络型脑血栓患者。能改善头晕耳鸣、手足心热、半身不遂、口眼㖞斜等症状。

【使　用】　令患者枕之。

益气枕

【组　成】　人参叶 250 克，黄精 200 克，生白术 150 克，丹参 200 克，黄芪 200 克，茯苓 200 克。

【制　作】　上药分别烘干，共研细末，装入枕芯，制成药枕。

【功　效】　具有补气益血、清热化痰、通络开窍之功效。适用于气血虚弱、痹阻脉络型脑血栓后遗症半身不遂，以及风痰上阻、经络失和型脑血栓后遗症语言不利之患者。

【使　用】　令患者侧卧枕之。

育阴活络枕

【组　成】　地黄 300 克，地龙 100 克，五味子 200 克，桑椹 200 克，磁石 500 克，代赭石 500 克，赤芍 150 克，豨莶草 150 克，冰片 5 克。

【制　作】　先将磁石、代赭石打碎，与冰片混匀，余药共烘干,研成粗末,共混匀,装入枕芯,制成药枕。

【功　效】　具有滋阴息风、平肝清热、通络开窍之功效。适用于肝肾阴虚、风阳上扰及阴虚血瘀、痰浊阻络型脑血栓患者。能改善头晕耳鸣、手足心热、半身不遂、口眼㖞斜等症状。

【使　用】　令患者枕于项下。

息风平肝枕

【组　成】　牡丹皮 250 克,旋覆花 300 克,磁石 300 克,菊花 150 克,红花 100 克,夏枯草 300 克,牡蛎 300 克,代赭石 500 克,豨莶草 200 克,龙齿 300 克,川牛膝 200 克。

【制　作】　先将磁石、龙齿、代赭石打碎,余药一起烘干,粉碎成粗末,诸药和匀,装入枕芯,制成药枕。

【功　效】　具有滋阴息风、平肝清热、通络开窍之功效。适用于肝肾阴虚、风阳上扰及阴虚血瘀、痰浊阻络型脑血栓患者。能改善头晕耳鸣、手足心热、半身不遂、口眼㖞斜等症状。

【使　用】　令患者枕于项下。

【注　意】　诸石不可过大或过细。

白术补气枕

【组　成】　生白术 300 克,生黄芪 500 克,党参 150 克,蒲黄 200 克,五灵脂 100 克,土鳖虫 50 克。

【制　作】　上药一起烘干,研成粗末,装入枕芯,制成药枕。

【功　效】　具有补气益血、清热化痰、通络开窍之功效。适用于气血虚弱、痹阻脉络型脑血栓后遗症半身不遂,以及风痰上阻、经络失和型脑血栓后遗症语言不利之患者。

【使　用】　令患者枕之。

育阴养肝枕

【组　成】　地龙 100 克,生地黄 300 克,五味子 200 克,桑椹 200 克,磁石 500 克,代赭石 500 克,赤芍 150 克,豨莶草 150 克,冰片 5 克。

【制　作】　先将磁石、代赭石打碎,与冰片混匀,余药烘干,共研粗末,与上药末混匀,装入枕芯,制成药枕。

【功　效】　具有滋阴息风、平肝清热、通络开窍之功效。适用于肝肾阴虚、风阳上扰及阴虚血瘀、痰浊阻络型脑血栓患者。能改善头晕耳鸣、手足心热、半身不遂、口眼㖞斜等症状。

【使　用】　令患者枕于项下。

补阳活络枕

【组　成】　生黄芪 1 000 克,生白术 500 克,蒲黄 200 克,五灵脂 200 克,赤芍 500 克,川芎 350 克,当归 500 克,豨莶草 500 克,络石藤 500 克。

【制　作】　上药一起烘干,共研细末,和匀,装入枕芯,制成药枕。

【功　效】　具有补气益血、清热化痰、通络开窍之功效。适用于气血虚弱、痹阻脉络型脑血栓后遗症半身不遂,以及风痰上阻、经络失和型脑血栓后遗症语言不利之患者。

【使　用】　令患者枕之。

活络通经枕

【组　成】　当归、羌活、藁本、炙川乌、黑附片、川芎、赤芍、红花、广地龙、广血蝎、灯心草、石菖蒲、桂枝、细辛、丹参、莱菔子、威灵仙、防风各300克,乳香、没药各200克,冰片20克。

【制　作】　上药除冰片外,分别烘干,共研粗末,放入冰片和匀,装入枕芯,制成药枕。

【功　效】　具有补气益血、清热化痰、通络开窍之功效。适用于气血虚弱、痹阻脉络型脑血栓后遗症半身不遂,以及风痰上阻、经络失和型脑血栓后遗症语言不利之患者。

【使　用】　令患者枕之。

补肾起瘫枕

【组　成】　巴戟天500克,豨莶草500克,桑椹200克,松子400克,蒲黄150克,细辛100克,生白术200克,生地黄200克,枸杞子200克。

【制　作】　上药一起烘干,研成粗末,装入枕芯,制成药枕。

【功　效】　具有滋阴息风、平肝清热、通络开窍之功效。适用于肝肾阴虚、风阳上扰及阴虚血瘀型脑血栓患者。能改善头晕耳鸣、手足心热、半身不遂、口眼㖞斜等症状。

【使　用】　令患者枕之。

【注　意】　每天枕8小时以上,守治3个月。本枕适用于肾虚瘀阻证,具有良好的抗衰老作用。

补阳活络枕

【组　成】　生黄芪1 000克,生白术500克,蒲黄200克,五灵脂200克,赤芍500克,川芎350克,当归500克,豨莶草500克,络石藤500克

【制　作】　上药一起烘干，共研细末，和匀，装入枕芯，制成药枕。

【功　效】　具有补气益血、清热化痰、通络开窍之功效。适用于气血虚弱、痹阻脉络型脑血栓后遗症半身不遂，语言不利患者。

【使　用】　令患者枕之。

菊花川桂赤芍枕

【组　成】　菊花、川芎、桂枝、防风、丹参、赤芍各50克，黄芪30克，地龙20克，细辛、附子各15克。

【制　作】　将上述药物晒干或烘干，捣为粗末，混匀，用纱布包裹缝好，装入枕芯，制成药枕。

【功　效】　具有祛风清肝、益气活血、化痰通络之功效。适用于脑血栓后遗症口眼㖞斜者。

息风通络双石枕

【组　成】　磁石、代赭石各500克，赤芍、白芍、天麻各50克，五味子、生地黄、地龙各30克，冰片10克。

【制　作】　先将磁石、代赭石捣成如高粱米粒大小，再将赤芍、白芍、天麻、五味子、生地黄、地龙分别焙干，研为粗末，混匀。然后把药末与冰片及捣碎的磁石、代赭石一同混合拌匀，用纱布包裹缝好，纳入枕芯中，制成药枕。

【功　效】　具有滋阴息风、平肝清热、通络开窍之功效。适用于肝肾阴虚、风阳上扰及阴虚血瘀、痰浊阻络型脑血栓患者。能改善头晕耳鸣、手足心热、半身不遂、口眼㖞斜等症状。

【使　用】　令患者枕之。

祛风化痰通络枕

【组　成】　川芎、桂枝、防风、丹参、赤芍各 50 克，黄芪、桑枝各 30 克，全蝎、半夏各 10 克，细辛 5 克，地龙 20 克。

【制　作】　将诸药物分别晒干或烘干，共捣为粗末，混匀，用纱布包裹缝好，装入枕芯，制成药枕。

【功　效】　具有祛风化痰通络之功效。适用于脑血栓后遗症口眼㖞斜，由于风痰瘀血浊邪于面部络道所致者。

【使　用】　令患者枕之。

白菊决明茶叶枕

【组　成】　白菊花 750 克，决明子 1 000 克，浸泡过的绿茶叶渣 500 克。

【制　作】　将白菊花晒干，决明子用冷水淘洗后晒干，浸泡过的绿茶叶收集后晒干。然后把白菊花、决明子、茶叶混匀，用纱布包裹缝好，装入枕芯，制成药枕。

【功　效】　具有平肝降火，明目降压之功效。适用于脑血栓血压较高，中医辨证属肝火亢盛者。

补肾通脉起瘫枕

【组　成】　巴戟天、豨莶草各 500 克，松子 400 克，桑椹、生白术、枸杞子、生地黄各 200 克，蒲黄 150 克，细辛 10 克。

【制　作】　将诸药（蒲黄除外）分别晒干或烘干，研为粗末，混匀，再与蒲黄拌匀，用纱布包裹缝好，装入枕芯，制成药枕。

【功　效】　具有活血通脉、补肾起瘫之功效。适用于脑血栓后遗症以半身不遂为主要表现,中医辨证属肝肾不足、脉络瘀阻者。

【使　用】　令患者枕之。

芎芷丹芍菊花枕

【组　成】　川芎、牡丹皮、白芷各150克,白芍50克,菊花1 000克。

【制　作】　将诸药分别晒干,共研为粗末,混匀后用纱布包裹缝好,装入枕芯,制成药枕。

【功　效】　具有清肝明目、安神益智之功效。适用于脑血栓患者出现头晕目眩,心烦失眠等心肝火盛征象者。

【使　用】　令患者枕之。

第 17 法　中风敷脐疗法

1. 何谓敷脐疗法

敷脐疗法通常称为脐疗,是中医学宝贵遗产中的一朵鲜艳的奇葩,是中药外治疗法的重要内容之一。它是以中医经络学说和脏腑学说为理论基础,根据不同病症的需要,选择相应的治疗药物,制成丸、散、膏、丹、糊等剂型,将其贴敷于脐中,上面用纱布或胶布等覆盖、固定,或配合适当的灸疗或热熨,以达到预防、治疗疾病的目的,是民间广为流传的一种方法。

敷脐的药物通过对脐部(神阙穴)局部穴位的刺激作用,经过皮肤透入,经络传导,激发经脉之气,协调人体各脏腑之间的功能,疏通经络,促进脏腑气血运行,达到预防和治疗疾病的目的。

敷脐的方法有很多,主要包括药物敷脐、贴脐、填脐、熨脐、熏脐、灸脐等。长期的医疗实践证明,敷脐疗法简便易学,药价低廉,用药量小,经济方便,疗效可靠,适应证广,无不良反应,既没有煎药吃药的麻烦,又没有针灸酸、麻、胀、沉的不适感觉和烧伤烫伤之虞,更没有皮肤疼痛、感染破溃、难以接受的顾虑,值得进一步发掘、整理和推广普及。

2. 敷脐疗法的治疗原理

脐实为经络的总枢、经气的汇海,其中任脉为阴脉之海,与督脉相表里,总司人体诸经百脉;同时,脐又为冲脉循行之所,冲脉亦为经脉之海,所以脐与百脉相通。更因为奇经八脉纵横上下,沟通内外,联系周身经络,在疾病的发生、发展及转归上具有重要作用,因此历代医家对此都很重视。例如,《针灸大成》的作者,明代著名医家、针灸学家杨继洲就有"神阙主百病"之说;另有太乙真人熏脐法、彭祖小续命蒸脐法,说道:"脐者,肾间之动气也,气通百脉,布五脏六腑,内走脏腑、经络,使百脉和畅,毛窍通达,上至泥丸,下到涌泉……"这说明了脐疗在治疗上的广泛性和重要性及作用途径。通过近代研究,多数学者认为敷脐疗法的治疗原理主要通过以下几个方面发挥作用。

(1)经络传导作用:经脉是人体组织结构的重要组成部分,是沟通表里、上下的一独特系统,外与皮肤肌腠、四肢百骸相连,内与五脏六腑相接,选用相应的药物敷脐,既有穴位刺激作用,又通过经络传导,使药物充分发挥功效,疏通经络,调理气血,补虚泻实,调整脏腑阴阳,使机体失调的状态趋于平衡,达到疾病逐渐消除的目的。

(2)局部皮肤透入作用:一般皮肤由表皮、真皮、皮下组织3层组成。药物若能透过表皮都容易从真皮吸收到人体内,这是因为真皮中90%是血管丰富的结缔组织,活跃的血液循环对药物转输得很快。研究发现,脐在胚胎发育过程中为腹壁的最后闭合处,表皮角质层最薄,屏障功能较差,并且脐下无脂肪组织,皮肤筋膜和腹膜直接相连,故渗透性增强,药物分子较易透过脐部皮肤的角质层,进入细胞间质,迅速弥散入血达到全身。脐穴给药的最大优点是:脐下腹膜布有丰富的**静脉网**,连接于门静脉,从而使药物得以经此捷径到达肝脏,提高药物利用度,避免胃肠道的影响。

(3)神经调节作用:现代研究表明,穴位及经络都与神经末梢、神经束、神经节有着密切关系,因而通过药物对穴位的刺激,也必然作用于神经。有资料表明,不断的刺激脐中穴,会使脐部皮肤上的各种神经末梢进入活动状态,以促进人体的神经、体液调节作用,提高免疫功能,改善各组织器官的功能活动,调整自主神经功能,从而有防病治病的作用。

(4)药物本身的治疗作用:中医治病分内治和外治两种,都是通过药物的相应药理作用而发挥其调整人体阴阳平衡,脏腑气血盛衰的作用。正如明代名医徐大椿在说明包括脐疗等外治方法的作用时所述:"汤药不足尽病,用膏贴之,闭塞其气,使药性从毛孔而入腠理,通经贯络,或托而出之,或攻而散之,较胚药尤为有力。"近代研究证实,药物敷脐,药物分子可以通过脐部皮肤的渗透和吸收作用而弥散入体内,通达全身。辛香药物除本身具有的治疗作用外,还可以削弱脐部表皮角质层的屏障作用,加强药物的渗透性。用水、唾液调敷可以增强药物和皮肤的水合作用;用醋、药汁调敷可以增强脂溶性成分的溶出和吸收,同时还可以起到引经作用,使药物直达病所,增强疗效。

3. 敷脐疗法的作用

(1)温通阳气,回阳苏厥:张介宾曰:"(脐)虽至阴之地,而实元阳之宅。"阳气乃人生命之本,所谓有"得阳气者生,失阳气者夭"之说。脐疗以温热药物作用于脐部,通过药物的温热刺激,或艾灸、热熨,能兴奋呼吸中枢,加速血液循环,使阳气温通或脱阳得固,从而达到阳复厥苏的目的。

（2）通经活络，行气止痛：选用温热药物敷熨灸治脐后，借助药物的温通作用，可激发经络之气，能通经活络，促进气血运行，达到"通则不痛"的目的。

（3）通调三焦，利水消肿：三焦者主决渎，利用药物或他法的刺激作用于脐后，能激发三焦的气化功能，促进气机运畅，经隧通达，使小便通利，达到消肿的目的。

（4）健脾和胃，升清降浊：脐为中下焦之枢纽，脐疗通过药物或他法的刺激促进了其吸收作用，使脾和胃肠功能旺盛，清阳得升，浊阴下降，达到健脾和胃，降逆止泻的目的。

（5）收敛止汗，固精止带：脐疗后，通过药物吸收和经络的传导，调整了脏腑阴阳之不平衡，使气血调畅，营卫通利，精气神津有归，从而起到敛汗固表、涩精固带之效。

（6）调理冲任，固经安胎：脐近冲任督带四脉，其中任为诸阴之海，主胞宫；冲为血海，主生殖。妇人的经、带、胎、产诸疾与冲任督带四脉息息相关。脐疗可起到温补下元，调理冲任的作用。

（7）强壮保健，却病延年：脐为先天之命蒂，又为后天之气舍，先后天之本源皆归于此。以温药作用于脐中，能温补壮阳，补中益气，提高机体的免疫功能，从而达到增强人体抗病能力，起保健、防病、益寿延年的作用。

4. 敷脐疗法的注意事项

（1）询问病情，防止毒性反应：本法施药治疗之前，宜详细了解患者全身情况，并询问药物过敏史、孕育及胎产史。避免药物过敏反应，或引起堕胎流产等医疗事故发生。

（2）注意体位，仰卧取穴：本法施治时，宜嘱患者仰卧于床上,裸衣露脐,取药物填纳并敷贴于脐孔内,外以纳布覆盖或胶布贴紧。如用侧位,则使药物流失或泄污皮肤。

(3)严格消毒,预防感染:治疗之前,一般宜用75％医用乙醇按常规消毒法在脐部及四周皮肤上进行消毒,以免药物刺激皮肤而导致细菌或病毒感染。

(4)认真覆盖,束紧固定:本法填纳或敷贴药物入脐之后,通常医者宜用消毒纱布、蜡纸或宽布带盖于脐上,外以胶面或橡皮膏贴紧固定,也可用绷布或宽布条束紧固定,以免药物流失,或药物脱落而影响疗效。

(5)注意保暖,预防受凉:本法一向在室内进行施药,但在严寒季节施药时,室内宜保持一定的温度。医者应快速操作,以免患者受凉感冒,这一点对体虚患者、老年人及小儿尤为重要。

(6)间断用药,疗程宜短:本法常用一些有刺激性或辛热性药物敷贴于脐上,贴药之后可有局部皮肤发痒、灼热,甚至发生水疱等现象。为尽可能避免上述情况发生,通常用药剂量不宜过大,更不应连续长期使用刺激性的药物,所以在治疗过程中,提倡间歇使用,每个疗程之间宜休息3～5天。如发生皮肤水疱者,可用消毒针挑破,外擦甲紫药水。

(7)小儿施药,妥为护理:本法运用于小儿时,应护理好小孩,使其不能用手抓搔或擦拭,以防止敷药脱落。同时小儿肌肤娇嫩,不宜使用剧性药物,贴药时间也不宜过久,一般控制在1～2小时为宜。

5. 常用敷脐疗法处方

方 1

【组　成】　藏红花、老鹳草、刘寄奴各 12 克,毛冬青 15克,蟑螂 3 个。

【用　法】　将以上诸药共研为细末,以鸡蛋清调和如膏状,敷于患者脐孔上,盖以纱布,胶布固定。每 3 日换药 1 次,5 次为 1 个疗程。

【功　效】　本方适用于中经络。症见得病之初,神志清楚,无昏倒(或仅有短暂的迷糊失神),而见口眼㖞斜,肢体麻木沉重,活动不利,或半身不遂。

方 2

【组　成】　皂角刺、豨莶草各 6 克,乌梅 12 克,薄荷 3 克。

【用　法】　将上药混合,共研为细末,用水调和成膏状,敷于患者脐孔内,盖以纱布,胶布固定。每 3 日换药 1 次,5 次为 1 个疗程。

【功　效】　本方适用于中风。

方 3

【组　成】　天南星、黄芪各 12 克,雄黄 6 克,胡椒 3 克。

【用　法】　将上药共碾成细末,装瓶备用。用时取药末适量,以温水调和成泥状,敷于患者肚脐上,盖以纱布,胶布固定。每日换药 1 次,10 次为 1 个疗程。

【功　效】　本方适用于中经络。

方 4

【组　成】　制马钱子 25 克,芫花、白附子、白僵蚕、全蝎各 10 克,川乌、雄黄、胆南星各 6 克,白胡椒 3 克。

【用　法】　上药混合,共研为细末,贮瓶备用。用时取药末适量,以黄酒调成泥状,涂于患者脐孔内及牵正穴(位于耳垂前 0.5～1 寸处)上,盖以油纸,外用胶布封贴。每 2 日换药 1 次,6 次为 1 个疗程。

【功　效】　本方适用于中风后遗症,口眼㖞斜。

方 5

【组　成】　石菖蒲、川芎、羌活各 50 克,冰片 5 克,牛黄 3 克。

【用　法】　共研细粉,每次取 5 克蜜调敷脐,常法固定,每日换药 1 次。

【功　效】　本方适用于中风痰厥,神志不清。

方 6

【组　成】　牛黄清心丸 1 粒。

【用　法】　牛黄清心丸加水调糊敷脐,外用清阳膏封贴,另用清阳膏贴于中脘及第 6、7 胸椎,每 3 日换药 1 次。

【功　效】　本方适用于中风,神志昏迷。

方 7

【组　成】　大活络丹 1 粒。

【用　法】　大活络丹加白酒调敷脐孔,常规方法固定,每日换药1次。

【功　效】　本方适用于中风半身不遂。

方 8

【组　成】　马钱子50克,莨菪花20克,雄黄2克,川乌12克,胆南星5克,白胡椒2克,白附子3克。

【用　法】　将马钱子放砂锅内,加水与绿豆少许,放火上煎熬,待豆熟,将马钱子捞出,剥去皮毛,打成碎块;在铁锅内放沙,炒热,入马钱子碎块于沙内,用木棒不停地搅拌,马钱子呈黄褐色时(不可炒黑,黑则无效),取出与诸药混合粉碎为末,过筛后备用。用时取药末10～15克,撒布于6～8平方厘米胶布中间(两块),分贴于神阙、牵正穴位上,2天换药1次。

【功　效】　本方适用于中风口眼㖞斜。

方 9

【组　成】　天南星12克,雄黄6克,黄芪12克,胡椒3克。

【用　法】　将以上各药共研细末,用水调湿敷肚脐。

【功　效】　本方适用于中风之半身不遂。

方 10

【组　成】　玉蝴蝶10克,桔梗10克,薄荷10克,白芷6克。

【用　法】　上药加水煎煮,去渣取汁。将洁净纱布浸泡于药汁中,取出敷于神阙穴、肺俞穴,每日1次。

【功　效】　本方适用于各型失语。

方 11

【组　成】　石菖蒲、远志、薄荷、胆南星各等量。

【用　法】　上药共研细粉，每次 2 克，生姜汁调敷脐内，常法固定，每日换药 1 次。

【功　效】　本方适用于中风失语。

方 12

【组　成】　玫瑰 6 克，柠檬 10 克，蜂蜜 20 克。

【用　法】　上药混合共捣烂，取适量填于脐窝。

【功　效】　本方适用于各型中风失语。

第18法　中风运动疗法

1. 何谓运动疗法

　　运动疗法是指运用体育运动的各种形式预防和治疗疾病的方法，又称体育疗法或医疗体育。运动疗法最大的特点就是患者自我积极主动地参与治疗过程，从而充分调动患者自身的主观能动性，发挥内在的积极因素，通过机体局部或全身的运动，以消除或缓解病理状态，恢复或促进正常功能。

2. 中风患者肢体瘫痪康复操

　　(1)被动功能运动：主要由家属或护理人员帮助患者进行。早期应以肢体按摩和被动运动为主。患者活动时，应先把关节尽可能拉直再尽可能弯曲。其顺序为先近端后远端，先大关节或小关节。对于早期弛缓性瘫痪(俗称软瘫)患者，应注意活动幅度不宜过大，以防关节脱位，韧带损伤。对于中、晚期痉挛性瘫痪(俗称硬瘫)，活动时动作要慢，避免用暴力，以防造成关节、肌肉损伤。肢体被动活动每次10分钟左右，上下午各1次。

　　(2)主动功能运动

　　①本体运动。仰卧，头向健侧旋转，举健侧上肢伸展，引起患侧上肢外展，如此反复做8次。

　　②健肢带动运动。仰卧，健侧手将患侧前臂抬起，然后做

肘关节屈曲运动,反复做 8 次;健侧手握住病侧手,先做腕关节屈曲运动,再做腕关节伸展运动,反复做 8 次。健侧手握住患侧手指,分别做 5 个手指的伸展运动,反复各做 8 次。

③摆动运动。坐位,用健手握住患手,两手合掌,相应手指交叉扣紧,用健手的力量,将两手伸直举起,向前下方、左下方、右下方做各种摆动运动各 8 次。

④抬腰臀运动。仰卧,两手放于体侧床上,两腿弯曲撑在垫上,慢慢抬高腰臀部,健侧脚用力蹬垫,使腰臀部抬起,连续做 8 次。

⑤抬腿运动。仰卧,两手放于体侧,用健腿架起患腿,用力向上做抬腿运动 8 次。

⑥前倾后仰运动。坐势,健手与患手的手指交叉握拳,抬起两臂向前平伸,上体慢慢向前倾斜,两拳尽可能接触地面,保持 5 秒钟后还原;两拳上举,上体向后仰,持续 5 秒钟后还原。反复各做 8 次。

⑦转体运动。坐势,两手指交叉握拳,两臂向前平举,然后向左右转动上体,各做 8 次。

⑧站立伸展运动。站稳,两手指交叉握拳,用健上肢带动患上肢向左、右伸展,身体微向前倾,反复做 16 次,以锻炼平衡,为步行打基础。

以上操练,视病情量力而行,每日 2～3 次。

第 19 法　中风验方疗法

1. 何谓验方疗法

所谓验方又称经验方。是指临床医生在长期的临床实践中,针对某一种疾病或病症的特点而创立的行之有效的个人经验良方,既是医师长期摸索病症特点后的经验总结,又有一定推广使用价值,是造福病友的经效良方。

2. 常用验方及组合方剂

益气化瘀汤

【组　成】　黄芪、桑寄生、丹参各 15 克,赤芍、当归、川芎、桃仁、葛根、天麻各 10 克。

【用　法】　每日 1 剂,2 次煎服,14 天为 1 个疗程。

【功　效】　活血祛瘀,息风化痰。适用于气血瘀阻,痰浊上蒙而致急性脑梗死、脑血栓形成。

夏术天麻汤

【组　成】　半夏、白术、天麻、陈皮各 10 克,柴胡、川芎、茯苓各 15 克,甘草 6 克,葛根 30～60 克,丹参、赤芍各 30 克。

【用　法】　水煎服,每日 1 剂,10 天为 1 个疗程,连服 1～2个疗程。

【功　效】　化痰瘀,升清阳,定眩晕。

芎菊汤

【组　成】　菊花60克,川芎、葛根、川牛膝、合欢皮、夜交藤、炒酸枣仁各30克,防风、白芷、白芥子各15克,蝉蜕10克,甘草6克。

【用　法】　水煎服,每日1剂,2周为1个疗程,疗程间休息1～2天,治疗期间不用其他药物。

【功　效】　清头开窍,活血祛风,安神镇静。适用于气血瘀阻,痰浊上蒙而致急性脑梗死、脑血栓形成。

芎归四虫散

【组　成】　川芎、当归、白芷各12克,细辛3克,全蝎、僵蚕各10克,地龙6～10克,蜈蚣2～3条,荜茇10克。

【用　法】　水煎至300毫升,分2次服,一般每日1剂,重者每日2剂,9天为1个疗程。

【功　效】　祛风通络,活血止痛。适用于气血瘀阻,痰浊上蒙而致急性脑梗死、脑血栓形成。

疏肝解郁汤

【组　成】　柴胡、川芎各10克,当归、白芷、香附、菊花各12克,丹参、磁石、赤芍、白芍、鸡血藤、益母草各15克,钩藤30克,甘草6克。

【用　法】　水煎分2次服,每日1剂,15～20剂为1个疗程,服药期间不给其他药物。

【功　效】　疏肝解郁,养血活血。适用于气血瘀阻,痰浊

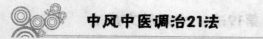

上蒙而致急性脑梗死、脑血栓形成。

二虫化瘀汤

【组　成】　黄芪 60 克,川芎 30 克,当归、川牛膝、石菖蒲、全蝎各 10 克,白芍 20 克,蜈蚣 3 条。

【用　法】　水煎服,煎取药液 300 毫升,分 2 次空腹服,每日 1 剂,10 天为 1 个疗程,期间停服一切西药。

【功　效】　益气升阳,化瘀通络。适用于气血瘀阻,痰浊上蒙而致急性脑梗死、脑血栓形成。

天麻芎蝎散

【组　成】　天麻、全蝎、水蛭、菊花、柴胡、甘草各 10 克,川芎、牛膝各 30 克,蔓荆子 20 克,白芷 15 克。

【用　法】　诸药共研细末,掺匀,每次 10 克,用开水冲服,每日 2 次,14 天为 1 个疗程。

【功　效】　活血行气,平肝息风。适用于气血瘀阻,痰浊上蒙而致急性脑梗死、脑血栓形成。

祛风通络汤

【组　成】　全蝎、白僵蚕、地龙各 10 克,蜈蚣(研末吞服)9 克,延胡索、鸡血藤各 15 克,丹参 20 克,炙甘草 12 克。

【用　法】　每日 1 剂,水煎分 3 次口服,10 剂为 1 个疗程。服药期间忌食辛辣肥腻之品,戒烟酒,保持心情舒畅。

【功　效】　祛风散结,通络止痛。适用于气血瘀阻,痰浊上蒙而致急性脑梗死、脑血栓形成。

中风回春汤

【组　成】　熟地黄 20 克,山茱萸、巴戟天、肉苁蓉、石斛各 15 克,石菖蒲、郁金各 12 克,远志、茯苓、五味子各 15 克,僵蚕、全蝎各 10 克,胆南星、天竺黄各 12 克。

【用　法】　水煎服,每日 1 剂,6 周为 1 个疗程。可配合理疗、按摩等辅助治疗。原有冠心病、高血压、糖尿病等原发病者,均辅以西药对症治疗。

【功　效】　滋阴温肾,开窍化痰。主治中风后遗症。

活血化瘀方

【组　成】　当归、桃仁、红花、丹参、川芎、黄芪、牛膝、石菖蒲、地龙、僵蚕。

【加　减】　痰火上扰者,加黄连、竹茹、川贝母;肝阳上亢者,加天麻、钩藤、菊花;语言不利者,重用石菖蒲,加郁金、远志;口眼㖞斜者,重用僵蚕,加熟附子、全蝎;心烦失眠者,加珍珠母、夜交藤、茯神;小便失禁者,加桑螵蛸、益智仁、五味子。

【用　法】　每日 1 剂,水煎 2 次,共取药液 200 毫升,混合 2 次药液,分 2 次服,3 周为 1 个疗程。

【功　效】　活血化瘀,祛痰益气,通经活络。适用于急性脑梗死。临床表现为神志昏蒙,偏瘫,口眼㖞斜,语言謇涩。

活血通络汤

【组　成】　丹参、黄芪、路路通各 15 克,桃仁、当归、川芎、地龙各 10 克,红花、水蛭各 6 克,葛根 20 克。

【加　减】　风阳上扰者,加钩藤、牛膝、菊花各 15 克;风痰阻络者,加天麻、白芍、法半夏各 10 克;瘀热腑实者,加大黄 6 克,全瓜蒌 15 克;气虚血瘀者,重用黄芪至 60 克,加党参 20 克;阴虚动风者,加生地黄、麦冬各 15 克。

【用　法】　每日 1 剂,水煎 2 次,分早、晚服,治疗 4 周为 1 个疗程。对于并发症配合对症治疗,如降颅内压、降血压和控制血糖等。

【功　效】　活血化瘀,益气通络。适用于气血瘀阻,痰浊上蒙而致急性脑梗死、脑血栓形成。

化瘀通腑汤

【组　成】　大黄、枳实、竹茹、石菖蒲、厚朴各 10 克,郁金、怀牛膝、地龙、川芎各 15 克,生地黄、麦芽各 30 克,甘草 6 克。

【用　法】　每日 1 剂,水煎 2 次。头煎加水 400 毫升,煎 30 分钟,取药液 150 毫升;2 煎加水 300 毫升,取药液 150 毫升。2 次药液混合为 300 毫升,分早、晚温服;神昏不能口服者鼻饲或灌肠。另用清开灵 60～80 毫升加 5% 葡萄糖注射液或 0.9% 生理盐水 500 毫升,静脉滴注,每日 1 次;脉络宁 20～30 毫升加 706 代血浆或低分子右旋糖酐 500 毫升,静脉滴注,每日 1 次。15 天为 1 个疗程。

【功　效】　诸药合用,使气血调和,窍开神醒,既消除痰浊瘀血,又调理脏腑气血,使脾升胃降,气机调畅。适用于气血瘀阻,痰浊上蒙而致急性脑梗死。

补阳还五化瘀通络汤

【组　成】　黄芪 30～60 克,当归、赤芍各 10～20 克,地龙15克,川芎、红花、桃仁各12克,丹参20克,土鳖虫10克,蜈蚣2条。

【加　减】　上肢偏瘫者,加桑枝、桂枝、姜黄;下肢软弱无力者,加续断、牛膝、桑寄生、豨莶草;口眼㖞斜者,加熟附子、白芷、胆南星;语言不利者,加石菖蒲、远志;四肢麻木不仁者,加乌梢蛇、伸筋草。

【用　法】　每日1剂,水煎,分早、晚服,4周为1个疗程。

【功　效】　诸药合用,共奏补气活血,理气行滞,化瘀通络之功,而且对急性脑梗死患者有扩张血管、增强免疫、平衡阴阳、加速改善血液循环和冠状动脉血流量等作用,降低血脂及血黏度,促进脑血管侧支循环的建立,提高血红细胞所致的下丘脑-垂体-甲状腺轴功能紊乱及激素的分泌异常,有显著的恢复作用。

涤痰汤

【组　成】　胆南星、石菖蒲、竹茹、枳实各10克,姜半夏、橘红各12克,茯苓30克,丹参20克,人参、生姜各3克,甘草6克,大枣10枚。

【加　减】　兼有冠心病者,加川芎12克,丹参20克,苏木、玫瑰花各10克;兼有高血压者,加夏枯草12克,龙骨、牡丹、益母草各20克;兼有糖尿病者,加银杏叶、翻白草各12克;气虚明显者,人参用6～10克;痰热较重者,可去人参。

【用　法】　每日1剂,水煎2次。第一煎用温水1 000毫升浸泡1小时,煎40分钟,取药液200毫升;第二煎加水500毫升,煎20分钟,取药液100毫升。将2次药液混匀,分3次服,重者分4～6次服。

【功　效】　诸药合用,共奏益气养阴活血之功。适用于气血瘀阻,痰浊上蒙而致急性脑梗死、脑血栓形成。

双黄温阳汤

【组　成】　陈皮、甘草各5克,法半夏、竹茹、枳壳、茯苓、地龙各15克,大黄(后下)、全蝎各10克,人工牛黄(冲服)2克。

【加　减】　大便次数明显增多者,大黄同煎而不后下;倦怠思睡者,加石菖蒲、郁金;昏迷不醒者,加安宫牛黄丸口服,每日1次,连服3天;头晕者,加天麻、石菖蒲、郁金。

【用　法】　每日1剂,水煎服,连服2周为1个疗程。

【功　效】　清热化痰,活血通络。适用于急性脑梗死。

加味黄连解毒汤

【组　成】　黄连、黄芩、黄柏、栀子各15克,大黄6克,益母草30克,茯苓、泽泻各10克,当归尾15克,鸡血藤20克。

【用　法】　每日1剂,水煎取药液200毫升,分2次服,14天为1个疗程,2个疗程间隔2天。配合川芎嗪注射液120毫克加5%葡萄糖注射液500毫升中静脉滴注,必要时予脱水降颅压等综合治疗。

【功　效】　清热化瘀。适用于急性脑梗死。

加味醒脑散

【组　成】　赤芍、牛膝各15克,当归、地龙各12克,石菖蒲9克,川芎、没药各6克,血竭、胆南星各3克。

【加　减】　风痰上扰者,加天麻9克,钩藤15克,石决明、磁石各 20 克,桑寄生 12 克,并大剂量应用赤芍 30 克;痰瘀阻络者,加络石藤 12 克,法半夏、竹茹各 9 克,枳壳 6 克;痰热腑实者,加全瓜蒌 12 克,黄芩 6 克,黄连 3 克,天竺黄 5 克,大黄 10 克,牡丹皮 9 克,必要时用安宫牛黄丸水煎鼻饲;气虚血瘀者,加炙黄芪、墨旱莲各 15 克,枸杞子 12 克,五味子 5 克;痰闭心神者,去川芎、血竭、没药,加人参 10 克,麦冬、熟附子、黄芪各 15 克,五味子 5 克,牡蛎 30 克。

【用　法】　每日 1 剂,水煎服,30 天为 1 个疗程。

【功　效】　活血散瘀,清热祛痰,通关利窍。适用于气血瘀阻,痰浊上蒙而致急性脑梗死。

脑通灵汤

【组　成】　虻虫 6 克,全蝎 1 克,胆南星、川芎各 10 克,郁金 15 克,地龙、三七、水蛭各 5 克,人参 8 克。

【用　法】　每日 1 剂,水煎服,3 周为 1 个疗程,一般治疗 3 个疗程。

【功　效】　益气活血化瘀,醒脑开窍。适用于治疗气虚血瘀之中风病,疗效显著。

破瘀通络汤

【组　成】　黄芪 20 克,水蛭 10 克,僵蚕、地龙、当归、桃仁、石菖蒲、赤芍各 15 克,红花、川芎各 5 克。

【用　法】　每日 1 剂,水煎分 2 次饭后温服。

【功　效】　益气活血,化痰逐瘀,可减轻局部血和微血管内皮损伤,改善临床症状。适用于急性脑梗死。

化栓回春汤

【组　成】　天麻、当归、郁金、丝瓜络、桃仁各 10 克,川芎、葛根各 20 克,丹参 15 克,鸡血藤 30 克,黄芪 60 克,石菖蒲、桂枝各 6 克。

【加　减】　面色潮红、烦躁者,加夏枯草、钩藤;大便秘结者,加大黄;口眼㖞斜重者,加熟附子、僵蚕、全蝎;舌强言謇者,加胆南星、天竺黄。

【用　法】　每日 1 剂,水煎,分 2 次温服,14 天为 1 个疗程。

【功　效】　平肝息风,益气行血,活血化瘀,温通经脉,豁痰开窍,消除梗死。适用于治疗急性脑梗死。

活血化瘀方

【组　成】　地龙、桃仁各 15 克,瓜蒌、胆南星、石菖蒲、郁金、钩藤各 10 克,络石藤、天麻各 12 克,水蛭 5 克。

【加　减】　气虚明显者,加黄芪 30 克,当归 10 克;痰热腑实,大便秘结者,加大黄、芒硝各 10 克。

【用　法】　每日 1 剂,水煎分 2 次服,15 天为 1 个疗程。配合低分子右旋糖酐 500 毫升加维脑络通 0.6 克,静脉滴注,每日 1 次。同时可根据病情加用降血压、脱水等对症治疗。

【功　效】　活血化瘀,息风通络。适用于气血瘀阻,痰浊上蒙而致急性脑梗死。

秦葛补阳还五汤

【组　成】　黄芪 50 克,当归、地龙、赤芍、秦艽各 20 克,葛根 30 克,桃仁 10 克,红花 6 克。

【用　法】　每日 1 剂,水煎服,14 天为 1 个疗程。配合 5％葡萄糖注射液 500 毫升或生理盐水 500 毫升加灯盏花素 20 毫克,静脉滴注,每日 1 次。同时口服肠溶阿司匹林 50 毫克,每日 1 次;复合维生素 B_2 片,每日 3 次;尼莫地平片每次 20 毫克,每日 3 次;合并高血压病或糖尿病者均口服降压药或降糖药;合并感染者及时控制感染。

【功　效】　诸药合用,使气旺血行,瘀祛络通。适用于气血瘀阻,痰浊上蒙而致急性脑梗死。

补阳还五汤加味方

【组　成】　黄芪 30 克,赤芍、地龙各 10 克,当归、川芎、水蛭、甘草各 6 克。

【加　减】　肝阳暴亢者,加天麻、钩藤各 10 克;风痰阻络者,加胆南星、瓜蒌各 10 克;大便秘结者,加大黄 10 克,芒硝(冲服)6 克。

【用　法】　每日 1 剂,水煎分 2 次服,4 周为 1 个疗程。并配合针刺治疗。根据病情选用甘露醇降低颅内压,并可根据患者情况使用降压药、降糖药。

【功　效】　诸药合用,共奏益气活血通络之功效,具有抗脑缺血损伤、保护脑细胞、促进脑功能恢复的作用。临床上配合针刺治疗,对于调节血脂、促进脑水肿的吸收疗效明显。适用于急性脑梗死。

天麻钩藤饮加减方

【组　成】　天麻、钩藤、栀子、黄芩、僵蚕、地龙、水蛭各 12

克,石决明 30 克,牛膝、白芍、生地黄、益母草、丹参各 15 克。

【用　法】　每日 1 剂,水煎服,20 天为 1 个疗程。有脑水肿者予以 20％甘露醇注射液 125 毫升,静脉滴注 5～7 天。

【功　效】　诸药合用,共奏平肝息风、清热活血化痰瘀、补益肝肾之功。适用于气血瘀阻,痰浊上蒙而致急性脑梗死。

抵当汤

【组　成】　水蛭、虻虫、大黄(后下)各 10 克,桃仁 20 克。

【用　法】　每日 1 剂,水煎服。并配合常规内科治疗。

【功　效】　活血化瘀,畅通经脉,抗凝溶栓,佐以平肝息风、豁痰通下。通过导下通腑,活血化瘀,可使血栓发生处的脑水肿及颅内高压得以纠正,对改善意识状态和恢复肢体功能很有裨益。适用于急性脑梗死。

泻下逐瘀汤

【组　成】　大黄(后下)、猪苓、茯苓、泽泻、枳实、丹参、川芎、赤芍、桃仁、泽兰、牛膝各 15 克,甘遂末(冲服)0.5～1 克,水蛭末(冲服)3 克。

【加　减】　大便秘结者,加芒硝;气虚者,加黄芪;头痛、呕吐重者,加大甘遂用量,但每日不超过 1.5 克。

【用　法】　每日 1 剂,水煎分 3 次温服。病重者给予鼻饲,用量及次数同口服,10 天为 1 个疗程。治疗期间适当补液及支持疗法,保持水及电解质平衡,预防感染及并发症。

【功　效】　泻下逐水,活血通络,一则解决颅内高压症状,二则解决脑梗死症状。诸药合用,共奏泻下活血、开窍通络、荡腑泻实、荡涤胃肠之功,使体内大量水液从大、小便排出，从而改善颅内高压症状及脑脑梗死的症状。适用于气血瘀阻，痰浊上蒙而致急性脑梗死。

化痰祛瘀方

【组　成】　天竺黄、石菖蒲、制半夏、红花、大黄各 10 克，葛根、丹参各 30 克，益母草 20 克。

【用　法】　每日 1 剂，水煎服。配合西药对症处理。1 个月为 1 个疗程。

【功　效】　活血化瘀。红花对脑梗死的组织有保护作用，葛根能改善脑循环、扩张脑血管，从而减轻脑组织缺血缺氧现象。适用于气血瘀阻，痰浊上蒙而致急性脑梗死。

涤痰化瘀汤

【组　成】　法半夏、郁金各 12 克，橘红、竹茹、当归、川芎、桃仁、地龙各 10 克，竹沥 30 毫升，天竺黄 6 克，赤芍 15 克。

【加　减】　大便秘结、腑气不通者，加瓜蒌、枳实、大黄；阳盛风动者，加羚羊角粉（代）、天麻、钩藤、菊花；急性重症、神志改变者，加石菖蒲、胆南星、远志。

【用　法】　每日 1 剂，水煎 2 次，分早、晚服。并用疏血通（牡丹江友博药业有限公司生产），每次 4 毫升，胞磷胆碱每次 0.5 克，分别加入生理盐水或葡萄糖注射液中静脉滴注，每日 1 次。有脑水肿者给予脱水药，高血压者适当降血压。14 天为 1 个疗程，轻度患者治疗 1 个疗效，中、重度患者治疗 2 个疗程。

【功　效】　诸药合用，荡涤体内凝痰败瘀，可使痰化血行，血行瘀清，气血和畅，脑脉通灵，效果显著。适用于急性脑梗死。

芩连温胆汤

【组　成】　法半夏、大黄各 10 克,茯苓、丹参各 12 克,陈皮、远志各 6 克,黄连、黄芩各 3 克,甘草 5 克。

【加　减】　躁动不安者,加茯神、石菖蒲;喉中痰鸣者,加胆南星、鲜竹沥;呃逆者,加丁香、柿蒂。

【用　法】　每日 1 剂,水煎服。并配合西药常规治疗:护脑、营养神经、改善循环,适当予 20% 甘露醇注射液脱水。4 周为 1 个疗程。

【功　效】　涤痰清热化瘀,而且温胆汤通过改善脑血管的病理改变,改善脑血供,改善神经功能。丹参能明显降低和清除脑梗死时的血清过氧化脂质,能降低全血黏度、血浆黏度和血小板聚集等。适用于急性脑梗死。

加减芪芎五虫汤

【组　成】　黄芪 60 克,川芎 20 克,水蛭、全蝎各 10 克,地龙、乌梢蛇各 30 克,蜈蚣 3 条。

【加　减】　便秘者,加决明子、瓜蒌皮、瓜蒌仁;头痛甚者,加白芷、防风;失眠者,加珍珠母、磁石;语涩、口角流涎者,加远志、石菖蒲、郁金;口眼㖞斜甚者,加茯苓、泽泻、防己;肢体麻木、屈伸不利者,加桑枝、伸筋草;下肢无力者,加续断、桑寄生、川牛膝;肢体不温者,加桂枝。

【用　法】　每日 1 剂,加水 500 毫升,煎取药液 150 毫升,顿服,15 天为 1 个疗程。服药期间停用其他扩张血管、改善脑部血液循环的药物。

【功　效】　活血化瘀通窍,补气行血,使气行则血行。适用于急性脑梗死。

石菖蒲远志补阳还五汤

【组　成】　黄芪 30 克,赤芍、石菖蒲各 15 克,川芎、当归、桃仁、远志各 12 克,红花、地龙各 10 克。

【加　减】　上肢偏瘫者,加桑枝;下肢偏瘫者,加牛膝、续断;偏瘫日久者,加水蛭;口眼㖞斜者,加僵蚕、熟附子。

【用　法】　每日 1 剂,水煎服。并配合西药尼莫地平注射液治疗,7～14 天为 1 个疗程。

【功　效】　诸药合用,使气血通畅,瘀去络通窍开。据现代药理研究认为,黄芪具有清除自由基,以及提高超氧化物歧化酶和过氧化物酶活力的作用,有利于减轻脑缺血性损害;还有扩张血管、改善微循环、增加血流量及溶栓抗凝作用。适用于气血瘀阻,痰浊上蒙而致急性脑梗死。

化痰逐瘀醒脑汤

【组　成】　天麻、葛根、姜半夏、厚朴、陈胆南星、天竺黄、郁金、石菖蒲、水蛭、地龙、炮穿山甲各 10 克,姜竹沥 9 克,三七、黄连各 6 克,丹参 20 克。

【用　法】　每日 1 剂,水煎 2 次,分早、晚服。在发病初期配合降颅内压、控制血压,改善脑代谢及脑循环等药物治疗。1 个月为 1 个疗程。

【功　效】　豁痰清热,活血祛痰,醒脑开窍。还具有不同程度地抑制血小板聚集、降低血浆黏度、扩张血管及改善微循环等作用,故用于痰、瘀所引起的中风疗效明显,尤其对半身不遂、口舌㖞斜、舌强语謇等均有较好的改善作用。适用于气血瘀阻,痰浊上蒙而致的急性脑梗死。

芎归桃仁红花汤

【组　成】　当归、川芎各 15 克,桃仁、红花、地龙、羌活、牛膝、石菖蒲、熟附子各 10 克。

【用　法】　每日 1 剂,水煎服。并配合高压氧治疗,每次吸氧 60 分钟,压力 2～2.5ATA,每日 1 次,10 次为 1 个疗程,2 个疗程中间休息 5 天。并给予脱水药、脑细胞营养药、抗血小板聚集药等支持及对症治疗,15 天为 1 个疗程,治疗 2 个疗程。

【功　效】　活血祛瘀,通痰通络。药理研究证实,活血化瘀药有抑制血小板聚集、抗氧化和抗氧自由基作用;祛风化痰药有扩张血管、降低血黏度、改善血液循环的作用。高压氧可提高血氧含量和张力,能增加血氧弥散半径和范围,使脑组织和脑脊液氧含量增加,从而改善脑缺血、缺氧,促进意识状态和肢体功能的恢复。但应注意高压氧治疗时患者的血压应控制在 21/13 千帕以下。因此,芎归桃仁红花汤辅助高压氧治疗脑梗死,可通过扩张血管、降低血黏度,增加脑血流量,纠正脑组织缺血、缺氧,促进神经组织的修复及功能的恢复,从而提高疗效,减少后遗症。适用于急性脑梗死。

小续命汤加减方

【组　成】　麻黄、杏仁、防己、黄芩、桂枝、白芍、川芎、熟附子、生姜各 10 克,党参 15 克,甘草 5 克。

【加　减】　畏寒肢凉,大便秘薄,苔白腻,脉沉细者,去防己、黄芩、防风,加当归、大枣、地龙、蜈蚣;身微热,口干,面赤潮红,大便干,舌苔腻或薄黄,脉滑数者,去熟附子、生姜、防己,加石膏、黄芪、地龙、全蝎、大黄(酒制);血压高者,加桑寄生、钩藤、杜仲、刺蒺藜;痰多苔腻者,加胆南星、法半夏、石菖蒲、瓜蒌、薤白;阴虚者,加生地黄、炙龟甲、炙鳖甲。

【用　法】　每日 1 剂,水煎服,10 天为 1 个疗程,治疗 2 个疗程。

【功　效】　祛风祛邪,温经通络。小续命汤加减方治疗脑梗死提示不能局限于益气活血,还应重视祛风疏表通络。适用于急性脑梗死。

羚角丹参汤

【组　成】　羚羊角骨(代,先煎)、丹参各 30 克,生地黄、钩藤、白芍各 20 克,全蝎、僵蚕各 10 克,赤芍、地龙各 15 克,甘草 5 克。

【加　减】　高血压者,加石决明;合并脑出血者,加桃仁;无热象者,减生地黄、赤芍。

【用　法】　每日 1 剂,水煎服。

【功　效】　祛风化痰,清热凉血,活血化瘀。治疗脑梗死,能解除大脑梗死区的血栓状态,增加病变部位的血流灌注,改善微循环,从而使中枢神经的损伤得以恢复。适用于气血瘀阻,痰浊上蒙而致急性脑梗死。

华佗中风方

【组　成】　独活、桂枝、防风、当归、赤芍、姜半夏、川芎、水蛭各 12 克,葛根 30 克,炙甘草、熟附子各 10 克,黄芪 20 克。

【用　法】　每日 1 剂,水煎 2 次,分早、晚服。配合针刺治疗：主穴取双侧极泉、内关、三阴交、合谷、曲池、足三里、丰隆。肝阳上扰型，加双侧太冲、风池穴；风痰瘀阻型，加双侧阳陵泉穴；气虚血瘀型加双侧血海穴；阴虚风动型，加双侧太溪、复溜穴。留针30分钟，每日1次，治疗10天为1个疗程，可治疗3个疗程。

【功　效】　诸药合用，共奏温阳通经、化瘀祛痰之效。配合醒脑开窍针刺法，其中极泉穴属手少阴心经，心主血脉；内关穴属手厥阴心包经，心包为心之外卫，两穴合用具有活血祛瘀之功效，有利于心脑血管系统功能的改善。脾主运化，故取三阴交配合多气多血之足阳明胃经合穴足三里、络穴丰隆以健脾化痰。大肠为传导糟粕之腑，配大肠经曲池、合谷以运化传导。另外，三阴交为足三阴经之交会穴，具有补益肝肾、生髓益脑之功。诸穴合用，痰消瘀化，经络通畅。针药合用治疗脑梗死，可获得较好的疗效。适用于急性脑梗死。

益气通络胶囊

【组　成】　黄芪30克，川芎、地龙各20克，桂枝、水蛭各10克。

【用　法】　将上药粉碎，过100目筛，装入0号胶囊（每粒含生药0.45克）备用。每次服2粒，每日2次，4周为1个疗程。

【功　效】　益气活血通络，可有效地预防脑梗死再次发生。但有出血倾向性疾病或并发症时应谨慎使用，高血压患者宜配合西药降压治疗。适用于急性脑梗死。

脑偏复原汤

【组　成】　黄芪30克，当归、红花各15克，地龙12克，僵蚕 10 克,桃仁 9 克。

【加　减】　形寒肢冷者,加熟附子、巴戟天各 9 克;头胀痛、头晕者,加天麻、钩藤各 12 克;瘫痪重者,加牛膝 15 克,细辛 5 克。

【用　法】　每日 1 剂,水煎服,2 周为 1 个疗程,共治疗 2周。配合口服肠溶阿司匹林 50 毫克,每日 1 次;葡萄糖注射液 250 毫升加曲克芦丁(维脑路通)0.6 克,静脉滴注,每日 1次;葡萄糖氯化钠注射液 250 毫升加胞磷胆碱 0.75 克,静脉滴注,每日 1 次。急性期可用 20% 甘露醇注射液 250 毫升,静脉滴注,每日 1 次,应用 5 天。另加用葡萄糖氯化钠注射液250 毫升加川芎嗪注射液 200 毫克,10% 葡萄糖注射液加清开灵注射液 40 毫升,静脉滴注,每日 1 次。

【功　效】　补气化瘀通络。适用于气血瘀阻,痰浊上蒙而致急性脑梗死。

补阳还五汤合五虫汤

【组　成】　黄芪 80 克,当归、赤芍各 15 克,桃仁、红花、川芎、水蛭、土鳖虫、全蝎、虻虫各 10 克,地龙 12 克,蜈蚣2 条。

【加　减】　意识障碍者,加石菖蒲、远志、麝香;头晕者,加天麻、石决明、菊花;痰盛者,加胆南星、竹沥、法半夏、天竺黄;口眼㖞斜者,加熟附子、僵蚕;便秘者,加火麻仁、瓜蒌仁;头痛者,加白芷、白蒺藜;肌肉无力者,加桑寄生、千年健。

【用　法】　每日 1 剂,水煎 2 次,分早、晚服,1 个月为 1个疗程。配合适当的肢体功能锻炼。

【功　效】　益气活血,化瘀通络。适用于气血瘀阻,痰浊上蒙而致中、轻型脑梗死。

豁痰开窍汤

【原　料】　陈皮、法半夏、胆南星、天竺黄、紫苏子、白芥子、莱菔子、石菖蒲、郁金各 10 克,茯苓 25 克,丹参、葛根各 15 克,水蛭 5 克。

【用　法】　每日 1 剂,水煎服,30 天为 1 个疗程,治疗 2 个疗程。伴有高血压病和糖尿病者,分别予以西药降血压、降血糖等对症处理。

【功　效】　豁痰开窍,行气活血。适用于治疗痰涎壅盛、气滞瘀阻型的脑梗死。

梗塞通系列方

【组　成】　①梗塞通Ⅰ号方:水蛭、三棱、莪术、土鳖虫、丹参、当归、桃仁、红花、川芎、赤芍、地龙、桔梗、甘草。②梗塞通Ⅱ号方:即Ⅰ号方去三棱、莪术、桔梗,加黄芪、川牛膝(原方无药量)。

【用　法】　每日 1 剂,水煎取药液口服或鼻饲。急性期服用梗塞通Ⅰ号方,恢复期服用梗塞通Ⅱ号方,病情严重者合用香丹注射液静脉滴注。

【功　效】　理气活血化瘀。适用于气血瘀阻,痰浊上蒙而致急性脑梗死。

益气活血化瘀汤

【组　成】　黄芪 60 克,刺五加、地龙各 20 克,丹参 30 克,当归、水蛭末(冲服)、赤芍、白芍各 15 克,桃仁 12 克,石菖蒲、桂枝各 6 克。

【用　法】　每日 1 剂,水煎服,25 天为 1 个疗程,连续治疗 3 个疗程。

【功　效】　以补气为主,补气与活血化瘀并用,补中有破,攻补兼施,对消除血栓有较好的疗效。适用于气血瘀阻,痰浊上蒙而致急性脑梗死。

中风Ⅱ号冲剂

【组　成】　黄芪、丹参各 15 克,三七、川芎、桃仁各 5 克,赤芍、白芍、黄精各 6 克,红花 3 克,水蛭 2 克。

【用　法】　将上药制成冲剂,每次服 1 包,每日 3 次。并配合清开灵注射液 40 毫升加 0.9%氯化钠注射液 250 毫升,静脉滴注,每日 1 次;低分子右旋糖酐 500 毫升静脉滴注,每日 1 次。合并脑水肿或脑疝者用甘露醇脱水,严重感染者用抗生素,血糖升高者用降糖药。治疗 4 周为 1 个疗程。

【功　效】　活血祛瘀,通利血脉,滋肾柔肝养血。清开灵注射液具有泄热醒神、化痰通络、息风开窍等功效。中风Ⅱ号冲剂与清开灵注射液合用,共秦益气活血、化痰通络、泄热醒脑之功。适用于急性脑梗死。

瘫复康胶囊

【组　成】　黄芪 40 克,赤芍、川芎、当归、水蛭、丹参、陈皮、炒白术各 20 克,地龙、桃仁、红花、全蝎、天麻、制半夏各 15 克,蜈蚣、白花蛇各 2 条。

【用　法】　上药按比例粉碎后,过 120 目筛装入 1 号胶囊(每粒含生药 0.5 克)。每次服 6 粒,每日 3 次。对于吞咽困难者,将药物溶化后经鼻饲管送下。梗死面积大、脑水肿严重者,适当应用脱水药、抗感染药物等;有水电解质紊乱者,予以补液及支持疗法;血压高者予以降压药物。

【功　效】　活血化瘀通络,益气化痰,有改善脑缺血缺氧、促进脑梗死患者肢体功能恢复的作用。适用于气血瘀阻,痰浊上蒙而致急性脑梗死。

溶栓通络胶囊

【组　成】　黄芪 100 克,川芎 15 克,赤芍、丹参、鸡血藤、王不留行各 30 克,桂枝、葛根、银杏叶各 20 克,当归、地龙、石菖蒲、桃仁、红花、土鳖虫、泽泻、伸筋草、郁金各 10 克,大黄、水蛭、炮穿山甲、三七各 6 克,冰片、麝香各 1 克,制马钱子 3 克。

【用　法】　上药共研为细末,过 120 目筛,装入胶囊,每粒重 0.5 克。每次服 4～6 粒,每日 3 次,空腹温开水送服,2～3 周为 1 个疗程,治疗 1～2 个疗程。治疗期间停用其他抗血小板凝集药物和血管扩张药物。

【功　效】　补气破血祛瘀,搜风通络。适用于气血瘀阻,痰浊上蒙而致急性脑梗死。

3. 单方

方 1

【原　料】　乌梅 6 克,冰片 1.5 克,天南星 3 克。

【用　法】　共研末,搽牙齿。

【功　效】　用于治疗中风口噤不开、牙关紧闭、不省人事。

方 2

【原　料】　大蒜2瓣。

【用　法】　将蒜瓣去皮,捣烂如泥,涂于牙根部。

【功　效】　宣窍通闭。用于治疗中风不语。

方 3

【原　料】　细辛(又名杜衡)适量。

【用　法】　研为细末,吹入鼻孔。

【功　效】　用于治疗中风不省人事。

方 4

【原　料】　大黄末(冲服)1克。

【用　法】　每次1克,每日服3次。配合西药治疗,选用降纤酶、葛根素、胞磷胆碱等静脉滴注,阿司匹林口服。

【功　效】　通腑泻热、活血化瘀。降纤酶是国产蛇毒制剂,一方面可激活纤溶系统,降解纤维蛋白原,生成可溶性纤维蛋白,从而溶解血栓,防止血栓再生成或扩大;另一方面可降低血黏度,抑制血小板聚集,改善微循环,增加脑血流量。大黄活血止血之性还可防止降纤酶引起的出血倾向,二者联合应用既可防止出血的不良反应,又可提高疗效。适用于急性脑梗死。

方 5

【原　料】　马料豆、黄酒各适量。

【用　法】　将豆放入锅中炒焦,冲入热黄酒半杯,趁热服，服后盖被卧，得微汗则愈。

【功　效】　利水，祛风，活血，解毒。用治妇女产后中风之四肢麻痹，口眼㖞斜。

方 6

【原　料】　当归、荆芥各等份。

【用　法】　炒黑，共研细末。每用9克，水1杯，酒少许，煎服。

【功　效】　用于治疗中风不省人事、口吐白沫、手足拘挛、产后风瘫。

方 7

【原　料】　当归36克，天麻9克，全蝎去尾7.5克。

【用　法】　共研细末，日服2次，每服6克。

【功　效】　用于治疗中风半身不遂。

方 8

【原　料】　犀角（水牛角代）50克，生地黄30克，赤芍12克，牡丹皮9克。

【用　法】　每日1剂，水煎2次，分早、晚温服。同时配合用脑活素10毫升加0.9％氯化钠注射液250毫升中，静脉滴注，每日1次。14天为1个疗程。

【功　效】　犀角地黄汤有降低全血黏度、抗凝及溶栓作用，并能扩张血管及改善组织器官的血氧供应，用于治疗脑梗死可改善脑缺血缺氧，增加脑血流量和提高细胞耗氧量，改善脑代谢，促进肢体功能恢复的作用，具有出血者止、缺血者活、瘀血者散之特点。而脑活素可增强氨基酸代谢,改善脑功能,并能通过血脑屏障直接进入脑神经细胞中,促进蛋白质合成,还能增加脑细胞内葡萄糖和氧的利用,有利于脑代谢的恢复。犀角地黄汤联合脑活素治疗脑梗死,对于改善症状、提高治愈率及缩短疗程均具有良好的协同作用。适用于急性脑梗死。

方 9

【原　料】　蛇蜕 1.5 克,黄酒 120 毫升。

【用　法】　用酒 1 杯,将蛇蜕点燃烧灰,用热黄酒调服。

【功　效】　用于治疗中风牙关紧闭、两眼流泪、胡言乱语、产后风瘫。

方 10

【原　料】　羌活 6 克,煨干姜 3 克,黑芥穗 15 克。

【用　法】　水煎服。

【功　效】　用于治疗中风牙关紧闭、两眼流泪、胡言乱语、产后风瘫。

方 11

【原　料】　葱白适量。

【用　法】　煮葱白食之。

【功　效】　用于治疗中风麻木不仁者。

方 12

【原　料】　天南星、生姜汁各适量。

【用　法】　将天南星研细末,生姜汁和匀,摊于纸上,左歪贴右,右歪贴左,正则洗去,免得其反。

【功　效】　用于治疗中风口眼㖞斜。

方 13

【原　料】　鲜荆芥、鲜薄荷各 500 克。

【用　法】　同捣绞汁,煎熬成膏,余渣取 2/3 份晒干研末,以膏和为丸,日服 3 次,每服 4～6 克。

【功　效】　用于治疗中风口眼㖞斜。

方 14

【原　料】　黄芪 120 克,赤芍、地龙各 15 克,蚯蚓 1 条。

【用　法】　水煎服,每日 2 次。

【功　效】　适用于半身不遂兼有面色萎黄,肢体无力者。

方 15

【原　料】　槐枝、柳枝、椿皮、楮枝、茄枝各 500 克。

【用　法】　煎水 3 大桶,大盆当洗,水冷添热,洗后覆被取大汗,禁风 3～7 日,如未愈再洗。

【功　效】　治疗年久瘫痪。

方 16

【原　料】　巴豆 50 克,食醋适量。

【用　法】　将巴豆研末,取药末约 15 克与食醋拌和,调成稠糊状备用。用时取巴豆醋糊填脐孔中,上加薄姜片,放上艾炷,点燃灸之,至患者苏醒为止。

【功　效】　祛风通络,开窍。适用于中风闭症,突然昏倒,不省人事,口噤不开,手足厥冷,面目昏暗,两手握固,或大小便失禁。

方 17

【原　料】　黑豆 100 克,独活 15 克。

【用　法】　加水 500 毫升,煮至黑豆"开花"后,将独活洗净,切片后放入,小火再煮 20 分钟,去渣取汁,分 1~2 次冲酒服。

【功　效】　适用于脑出血后遗症,肢体强直,瘫痪,活动不便,语言障碍。

方 18

【原　料】　人参、附子各 10 克。

【用　法】　水煎灌服,每日 2 次。

【功　效】　适用于突然昏倒,不省人事,张口伸手,二便自遗,肢体软瘫者。

方 19

【原　料】　红葡萄酒 400 毫升。

【用　法】　每次饮 20~50 毫升,每日 2~3 次,可随饭一起饮服。

【功　效】　治脑血栓后遗症,轻度偏瘫。

方 20

【原　料】　老生姜 1 500 克,红糖 250 克,白酒 500 毫升,韭菜根适量。

【用　法】　将姜、韭菜根切碎,纳入锅内,炒至冒青烟为度,入白酒,加盖片刻,取出去火气,睡时敷于患处,一夜去之。

【功　效】　用于治疗中风口眼㖞斜,四肢抽搐,产后风瘫。

方 21

【原　料】　牛胆汁120克,绿豆粉60克。

【用　法】　混合拌匀,晒干研细粉,开水冲泡,频服。

【功　效】　预防中风。

方 22

【原　料】　茉莉花茶适量,莲子心2克。

【用　法】　开水冲泡,频服。

【功　效】　预防中风。

方 23

【原　料】　槐花6克。

【用　法】　开水泡,当茶饮。

【功　效】　预防中风。

方 24

【原　料】　芹菜适量。

【用　法】　将芹菜取汁,每次服1酒杯,每日3次,连服3~4日。

【功　效】　用于治疗中风。

方 25

【原　料】　白鸭血 2 小杯。

【用　法】　每日 2 次,早、晚饭前 1 小时饮服。

【功　效】　用于治疗中风。

方 26

【原　料】　猪牙皂角 6 克,细辛 1.5 克。

【用　法】　共研细末,取少许吹入鼻孔,即嚏。如无细辛,皂角一味亦可。

【功　效】　用于治疗中风不省人事、牙关紧闭、痰涎壅盛。

方 27

【原　料】　乌梅 6 克,冰片 3 克。

【用　法】　加水少许,捣烂,搽牙龈即开。

【功　效】　用于治疗中风口噤不开、牙关紧闭、不省人事。

第 20 法 中风敷贴疗法

1. 何谓敷贴疗法

敷贴疗法是中医学中的一种外治法,是在中医基本理论,特别是经络学说的指导下,对人体穴位给予外用药物刺激的一种治病方法。古称"外敷""外贴",因为用药物贴敷穴位,所以称为穴位敷贴疗法。它是利用药物贴敷穴位,刺激穴位,而起到药效、穴效的双重作用,从而达到补益人体,防病治病的目的。就其施治部位和部分治疗原理来讲,也可以属于针灸学的范畴,实际上它是一种独特的穴药结合的治疗方法。

2. 常用敷贴疗法处方

天仙膏

【组　成】　胆南星、草乌、白及、半夏各 6 克,僵蚕 7 个,姜汁适量。

【用　法】　将胆南星、草乌、白及、半夏、僵蚕共研细末,混匀后以姜汁调成膏,外涂面颊,左歪涂右,右歪涂左。

【功　效】　辛温开窍,疏风化痰,活络。适用于脑血栓后遗症口眼㖞斜者。

归甲红菊外敷方

【组　成】　当归、穿山甲、石菖蒲、红花、菊花各20克，胆南星9克，冰片3克，香油适量。

【用　法】　将当归、穿山甲、石菖蒲、红花、菊花，胆南星分别晒干，研为细末，加入冰片混匀，香油调成膏状，然后用合香止痛膏分别敷贴于左右涌泉、委中、合谷及风池穴，每周换药2次。

【功　效】　平肝清热，祛风化痰，活血通络。适用于阴虚血瘀、痰浊阻络型脑血栓以肢体麻木不遂为主要表现者。

牵正散

【组　成】　白附子、僵蚕、全蝎各等份，米醋适量。

【用　法】　将白附子、僵蚕、全蝎共研为细末，用米醋调成糊状，每次取适量，外敷患侧面颊部。

【功　效】　祛风化痰，通络止痉。适用于脑血栓后遗症口眼㖞斜者。

药末药丸敷穴法

【组　成】　大活络丸30粒，麝香1克，冰片5克，木瓜20克，樟脑50克，雄黄40克，川牛膝、桃仁各15克，半夏6克，生姜末90克。

【用　法】　将麝香、冰片、木瓜、樟脑、雄黄、川牛膝、桃仁、半夏共研为细末，分成30等份备用。每次用热米饭捶饼2个，每饼上放药末1份、大活络丸（捣碎）1粒、生姜末3克，然后将两饼分别敷贴于患侧上下肢穴位上（每次上下肢各取1

个穴位,上肢选肩井、尺泽穴,下肢选环跳、委中穴,交替使用)。一般晚上睡觉时敷贴,次日晨起洗去,15 次为 1 个疗程。

【功　效】　祛风活血,通经活络,化痰开窍。适用于脑血栓半身不遂者。

川花活血敷穴方

【组　成】　川芎、红花、石菖蒲、羌活各 12 克,地龙 20 克,桃仁 3 克,薄荷 8 克,麝香 0.3 克。

【用　法】　将川芎、红花、石菖蒲、羌活、地龙、桃仁、薄荷共研为细末,拌入麝香,然后用凡士林油调成膏状,分别敷于命门、大椎、气海、曲池、承山等穴上,每日或隔日换 1 次。注意局部起红斑或丘疹出现过敏时应停用。

【功　效】　祛风活血,舒筋通络。适用于脑血栓半身不遂者。

秦艽大黄外敷方

【组　成】　秦艽 12 克。大黄 6 克,防风 8 克,鸡血藤 20 克,香油适量。

【用　法】　将秦艽、大黄、防风、鸡血藤分别晒干,共研为细末,用香油调成膏状,分别敷贴于肩井、手三里、劳宫、三阴交等穴上,每日或隔日换 1 次。

【功　效】　祛风养血,活血通络。适用于络脉空虚、风邪入中型脑血栓患者。

羚羊菊芩外敷方

【组　成】　羚羊角粉(代)3 克,夏枯草 20 克,菊花 30 克,黄芩 6 克,五味子 12 克,香油适量。

【用　法】　将夏枯草、菊花、黄芩、五味子共研为细末,再拌入羊角粉,用香油调成糊状,外敷于合谷、内关、血海、中脘、膻中、膏肓、风池穴,每日或隔日换 1 次。

【功　效】　清热平肝,息风降压。适用于脑血栓合并高血压病者。

桃栀麝香敷方

【组　成】　桃仁、栀子各 5 枚,麝香 0.2 克,白酒适量。

【用　法】　将桃仁、栀子共研为细末,再拌入麝香,然后用适量白酒调和,按男左女右外敷于足心,用胶布固定,3 日换药 1 次,并注意忌食辛辣。

【功　效】　清热息风,活血通络,开窍。适用于脑血栓肢体麻木,半身不遂者。

麻子附子外敷方

【组　成】　蓖麻子净肉 30 克,冰片 2 克,生附子末 10 克(冬季加干姜 6 克)。

【用　法】　将诸药混合,捣烂如膏,敷于颊车、地仓、牵正、承浆穴,向左歪贴右边穴位,向右歪贴左边穴位,贴药后覆盖纱布,胶布固定,每日 1 换。

【功　效】　温中止痛,祛风活血。适用于脑血栓口眼㖞斜者。

吴萸桂菊外敷方

【组　成】　吴茱萸、肉桂、菊花各等份,鸡蛋 1 个。

【用　法】　将吴茱萸、肉桂、菊花共研为细末,睡前取药末 10 克,以鸡蛋清调成膏状,外敷于双足涌泉穴,用纱布、胶布包扎固定,晨起去药。

【功　效】　清热降火,平肝降压。适用于肝肾阴虚、风阳上扰型脑血栓血压偏高者。

纠正失语外敷方

【组　成】　牡丹皮、地龙、水蛭各 15 克,石菖蒲 18 克,大黄 12 克,三七 9 克,冰片 5 克,鸡蛋清适量。

【用　法】　将牡丹皮、地龙、水蛭、石菖蒲、大黄、三七、冰片研为细末,用鸡蛋清调成膏状,每次取适量,外敷于双侧人迎及涌泉穴,用胶布固定,每日换药 1 次,10 次为 1 个疗程。

【功　效】　调气血,通经脉,利脑窍。适用于脑血栓后失语的患者。

手心用药方

【组　成】　桃仁、栀子仁各 7 枚,麝香(后入)0.3 克。

【用　法】　上药共研细末,用白酒适量调成膏状备用。取上药膏贴敷于手心(劳宫穴),男左女右,外用胶布固定。每 7 日换药 1 次。

【功　效】　逐风通络。适用于中风(脑血管意外)。

麝冰膏

【组　成】　麝香 1 克,冰片 5 克,川牛膝 15 克,木瓜 20 克,樟脑 50 克,雄黄 40 克,桃仁 15 克,半夏 6 克。

【用　法】　上药共研细末,分 30 等份。另备大活络丸

(中成药)30 克,生姜末 90 克。

每次用热米饭捶饼 2 个,每饼上放上药末 1 份,大活络丸 1 粒,生姜末 3 克,敷患侧上下肢各 1 穴位。上肢取肩髃、尺泽穴,下肢取环跳、委中穴,交替使用。外以纱布盖上,胶布固定,晚敷早取,15 日为 1 个疗程。

【功 效】 活血解毒,逐风通络。适用于中风后遗症(偏瘫)。

菖蒲膏

【组 成】 鲜石菖蒲(老叶用根)、鲜艾叶、生姜、生葱各 1 握,香油、米醋各适量。

【用 法】 将前 4 味药共捣烂如泥,然后加入香油、米醋入锅共炒,用布包好,趁热将药包敷贴于患者的头顶,胸背等部位,连敷数次,以醒为度。

【功 效】 温通开窍。适用于中风昏迷不醒。

山乌散

【组 成】 穿山甲、大川乌头、红海蛤(如核桃大)各 60 克。

【用 法】 上药共研为细末备用。用时每取药末 15 克,捣葱汁和成厚饼,贴敷于两足底涌泉穴,用纱布包扎固定后以热水浸足,待身麻汗出,可将药饼去除,每 15 日敷 1 次。

【功 效】 温经,祛风,通络。适用于中风偏瘫。

皂角膏

【组 成】 猪牙皂角 500 克,米醋 150 毫升,麝香适量。

【用　法】　将猪牙皂角研为细末，密封备用。用时取米醋150毫升，入铜锅内煮沸，加入牙皂末适量，边加热边搅拌，约10分钟后即成黄褐色的糊状药膏。用时取7～8层纱布做成的敷料1块摊上药膏，膏药上撒些麝香，趁热（以不灼伤皮肤为度）敷于患者的面部口角㖞斜处，用胶布固定，每日换药1次。

【功　效】　温经散寒，祛风通络。适用于中风口眼㖞斜者。

蔓荆子散

【组　成】　蔓荆子、黄芪各10克，炙甘草15克。

【用　法】　上药共研细末，装瓶备用。用时取上药敷于患处（左歪敷右侧，右歪敷左侧），外以纱布盖上，胶布固定，每日换药1次。

【功　效】　治㖞斜，止流涎。适用于中风引起的口眼㖞斜。

第 21 法　中风穴位埋藏疗法

1. 何谓穴位埋藏疗法

　　穴位埋藏疗法是利用中医针灸理论,结合现代理疗学手段,治疗疾病的一种方法。它融针刺疗法、刺络疗法、留针疗法、埋针疗法、以线代针疗法、以药代针疗法、穴位注射疗法、穴位强刺激疗法、穴位割治疗法和现代的组织疗法、物理疗法、药物疗法等为一体,可达刺激连续效应,具有长效针感治疗效果,提高穴位兴奋性与传导性,具有解痉止痛,调和气血,疏通经络,扶正祛邪,补虚泻实,平衡阴阳,调节机体有关脏腑器官趋于协调等功效,可达到良性双向性调整的目的。

2. 常用穴位埋藏疗法处方

方 1

　　【取　　穴】　肩髃、曲池、足三里、环跳。

　　【治　　法】　备好 1％盐酸普鲁卡因注射液（皮试阴性）10毫升,一次性无菌注射器 1 套;9 号穿刺针 1 支,镊子、医用剪刀各 1 把;2 号羊肠线剪成 3 厘米长线段,放入 75％酒精中消毒备用。用穿刺针埋线法,上述穴位每次全取。将选取穴位常规消毒、局麻后,用镊子夹取 1 根 3 厘米长 2 号羊肠线,装入 9 号穿刺针前端针体内;左手绷紧进针处皮肤,右手持针,快速直刺或斜刺进入皮下,深 1～1.5 寸,稍做提插捻转,使患者局部产生酸、麻、胀感后,推线出针;创口用消毒纱布包扎,保护 3～5 日,15 日埋线 1 次,4 次为 1 个疗程。

【主　治】　中风及中风后遗症。

方 2

【取　穴】　上肢瘫痪:肩三针、天宗、臂肘、曲池、手三里、外关及合谷透劳宫、后溪;下肢瘫痪:肾俞、大肠俞、秩边、环跳、殷门、飞扬、髀关、伏兔、梁丘、足三里、阳陵泉、阴陵泉、上巨虚、太冲。

【治　法】　备好 1% 盐酸普鲁卡因注射液(皮试阴性)10 毫升,一次性无菌注射器 1 套;12 号穿刺针 1 支,镊子、医用剪刀各 1 把;3 号羊肠线剪成 1～2 厘米长线段,放入 75% 酒精中消毒备用。用穿刺针埋线法,根据病变部位,每次选取 2～3 穴,交替使用;将穴位消毒、局麻后,用镊子夹取 1 根 1～2 厘米长 3 号羊肠线,装入 12 号穿刺针前端针体内,左手绷紧进针部位皮肤,右手持针,快速直刺或斜刺穿入穴位,深度以针刺要求而定,稍做提插,使患者得气后边推针芯,边退针管,将羊肠线留置穴内,针孔以创可贴保护 3～5 日,15～20 日埋线 1 次,3 次为 1 个疗程,每疗程间休息 1 个月。

【主　治】　中风及中风后遗症。

方 3

【取　穴】　①头针运动区(健侧),体穴风府、曲池、环跳、阳陵泉及颈$_5$夹脊穴、腰$_3$夹脊穴。②眼针穴上焦区,体穴风池、肩贞、外关、环中、足三里及颈$_7$夹脊穴、腰$_5$夹脊穴。

【治 法】 备好1%～2%盐酸普鲁卡因注射液（皮试阴性）10毫升,5毫升一次性无菌注射器1套;2-0号羊肠、1号羊肠线各1袋;9号穿刺针、12号穿刺针各1支,镊子、医用剪刀各1把。用穿刺针埋线法,上述2组穴位,每次选用1组,交替使用。将选用穴位常规消毒、局麻后,用镊子夹住羊肠线装入穿刺针前端针体内;左手绷紧进针部位皮肤,右手持针,快速斜刺或直刺入穴内,稍做提插,得气后推线退针。运动区,根据病情选用相应区域,如下肢瘫选上1/5,上肢瘫选中2/5,面部瘫选下2/5,用12号穿刺针,埋入1号羊肠线1厘米,再于距上一进针点0.6寸处进针,埋入1厘米羊肠线,以此类推;眼穴用9号穿刺针,埋入2-0号羊肠线0.5厘米;余穴埋入1号羊肠线1～4厘米。7～10日埋线1次,6次为1个疗程。头针穴、眼针穴,第二次埋线可在对侧穴位进行。

【主 治】 中风及中风后遗症。

方 4

【取 穴】 ①主穴:赤医穴。②配穴:上肢瘫,加肩三针、后合谷;下肢瘫,加新环跳及踝边穴,阳陵泉透阴陵泉。

【治 法】 备好1%盐酸普鲁卡因注射液（皮试阴性）10毫升,5毫升一次性无菌注射器1套;16号穿刺针1支,镊子、医用剪刀各1把;3号羊肠线剪成3厘米长线段,放入75%酒精中消毒备用;用穿刺针埋线法,每次主穴必选,根据病变部位选取配穴;将选取穴位常规消毒,局麻后,取3厘米长3号羊肠线,装入16号穿刺针前端针体内,右手持针对准穴位,在背部正中线上呈45°进针,至皮下后沿皮刺入1.2～1.5寸,稍做提插,使患者产生酸、麻、胀感后推线退针;四肢穴直刺或斜刺1～1.5寸,得气后将羊肠线埋入。15日埋线1次,5次为1个疗程。

【主　治】　中风及中风后遗症。